このシールをはがすと付録Web動画にアクセスするためのIDとPASSが記載されています。

← ここからはがしてください。

本Web動画の利用ライセンスは,本書1冊につき1つ,個人所有者1名に対して与えられるものです.第三者へのID,PASSの提供・開示は固く禁じます.また図書館・図書施設など複数人の利用を前提とする場合には,本Web動画を利用することはできません.

動画・心音
186点付

循環器
Physical Examination

診断力に差がつく身体診察！

高知大学 老年病・循環器内科学
山崎 直仁

医学書院

循環器 Physical Examination
―診断力に差がつく身体診察！[動画・心音186点付]

発　行	2017年9月15日　第1版第1刷Ⓒ
	2019年8月1日　第1版第2刷

著　者　山崎直仁（やまさきなおひと）

発行者　株式会社　医学書院
　　　　代表取締役　金原　俊
　　　　〒113-8719　東京都文京区本郷1-28-23
　　　　電話　03-3817-5600（社内案内）

印刷・製本　三美印刷

本書の複製権・翻訳権・上映権・譲渡権・貸与権・公衆送信権（送信可能化権を含む）は株式会社医学書院が保有します．

ISBN978-4-260-03235-3

本書を無断で複製する行為（複写，スキャン，デジタルデータ化など）は，「私的使用のための複製」など著作権法上の限られた例外を除き禁じられています．大学，病院，診療所，企業などにおいて，業務上使用する目的（診療，研究活動を含む）で上記の行為を行うことは，その使用範囲が内部的であっても，私的使用には該当せず，違法です．また私的使用に該当する場合であっても，代行業者等の第三者に依頼して上記の行為を行うことは違法となります．

JCOPY〈出版者著作権管理機構 委託出版物〉
本書の無断複製は著作権法上での例外を除き禁じられています．複製される場合は，そのつど事前に，出版者著作権管理機構（電話 03-5244-5088，FAX 03-5244-5089，info@jcopy.or.jp）の許諾を得てください．

序

　2003年から毎年神戸で行われている循環器 physical examination 講習会に多くの医師が参加し，いつも満席になっていることからわかるように，循環器の身体所見をマスターしたいという医師の欲求は強い．これは逆に言えば，循環器身体所見の取り方の教育が十分になされていないことの裏返しであろう．身体診察の能力を向上させるには，実際に自分が患者さんを診察し，その後に指導医からベッドサイドで直接フィードバックを受けるのがベストの方法である．しかし，循環器 physical examination をきちんと教えてくれる指導医の数は少なく，実際にそのような恵まれた環境にある病院は圧倒的少数派と思われる．

　身体診察のうち，視診，触診所見は動画を見ることにより，かなりのことを学ぶことが可能である．また，聴診所見はデジタル心音図の心音を聴くことにより，臨床現場を忠実に再現できる．本書では，代表的な循環器疾患の身体所見につき，実際の患者さんから記録した動画，心音を計186点掲載することにより，指導医からベッドサイドで循環器フィジカルを教えてもらっている雰囲気を再現しようと試みている．本書の特長として，身体所見に関する動画を数多く収載していることが挙げられる．心音聴診に関する書籍は多くあるが，視診，触診の所見をここまでの数の動画で示した本はこれまでなかったと考える．本書のもう1つの特長は，心音と一緒に実際の心音図を提示していることである．心臓聴診は一種の音楽であるが，心音図はそれを記録した楽譜であると考えられる．音楽(心音)を繰り返し聴き，楽譜(心音図)を見ていれば，音を聴き分ける能力は著明に向上する．なお，本書の心音を聴く際は，実際の音に近く再現されるよう，必ずヘッドホンを使用して聴くようにしていただきたい．

　コンピューター技術の急速な進歩により，医師の業務を人工知能(artificial intelligence：AI)で代用させようという流れがある．しかし，医師が直接患者さんと触れあう循環器フィジカルは AI 時代になっても決して消え去ることはなく，むしろその技術は輝きを放つと思われる．きちんと身体所見を取ることは，循環器診療の基本であり，醍醐味でもある．循環器 physical examination は底知れない魅力を有している．本書で身体診察を学ぶ楽しさを感じてほしい．そして本書をきっかけにして，自分でベッドサイドに行き所見を取り，身体診察の経験を積み重ねていくようにしてほしい．

2017年8月

山崎直仁

付録 Web 動画・心音について

本書には，Web 動画・心音を収載している図に，矢印（▶）を示しています．

付録 Web 動画・心音は，パソコン，タブレット，スマートフォン（iOS，アンドロイド）で視聴いただけます（フィーチャーフォンには対応していません）．下記 QR コード，URL からアクセスしてください．ログインのための ID，PASS は表紙裏のシールを剝がしてご利用ください．

http://www.igaku-shoin.co.jp/prd/03235/

- 動画を再生する際の通信料（パケット通信料）は読者の方のご負担となります．パケット定額サービスなどに加入されていない場合，多額のパケット通信料を請求されるおそれがありますのでご注意ください．
- 配信される動画は予告なしに変更・修正が行われることがあります．また予告なしに配信を停止することもありますのでご了承ください．
- 動画は書籍の付録のため，ユーザーサポートの対象外とさせていただいています．ご了承ください．

▶ 動画一覧

心音を聴く際は，実際に近い音が再現されるよう必ずヘッドホンをご使用ください．

II 各論

1 循環器 Physical Examination のコツ

【視診，触診】

1 頸静脈の診かた

- 図1　頸静脈の観察　7
- 図3　Kussmaul 徴候　8
- 図4　三尖弁逆流症（TR）による収縮期陽性波　9
- 図5　頸静脈の巨大 a 波（肺高血圧症の症例）　9
- 図6　頸静脈圧が著明に上昇すると，臥位で内頸静脈拍動は消失する **臥位**，**座位**　10

2 頸動脈の診かた

- 図1　頸動脈の視診 ⓐ，ⓑ　12
- 図4　頸動脈で聴取された bruit　13
- 図6　AS 患者の頸動脈拍動（遅脈，小脈）**触診**，**舌圧子**　14
- 図7　AR 患者の頸動脈拍動（速脈，大脈）　14

3 心尖拍動の診かた

- 図3　拡張型心筋症患者の心尖拍動の外側偏位 ⓐ　17
- 図4　肥大型心筋症患者の心尖拍動 ⓐ，ⓑ　18
- 図5　拡張型心筋症患者の心尖拍動 ⓐ，ⓑ　19
- 図6　僧帽弁逆流症（MR）患者の心尖拍動 ⓐ，ⓑ　20
- 図7　収縮性心膜炎に伴う収縮期陥凹　20
- 図8　心尖拍動が左室拍動であることの確認　20

4 右室拍動，そのほかの拍動の診かた

- 図2　右室拍動の触知 ⓐ，ⓑ　23
- 図4　肺高血圧症患者の抬起性右室拍動　24
- 図5　重症 MR の左房拍動 ⓑ　25
- 図6　肺動脈性肺高血圧症患者の肺動脈拍動　25

| 図7 | 右室拡大時の心尖の動き ⓑ 26
| 図8 | 両室拡大時の心尖の動き ⓐ, ⓑ, ⓓ 27

5 腹部, 四肢の診かた
| 図1 | 腹部大動脈瘤 (AAA) の拍動 ⓐ, ⓑ 29
| 図2 | 三尖弁逆流による肝拍動 左, 右 29
| 図6 | 下肢うっ滞性皮膚炎 31
| 図7 | コレステロール塞栓症 32

【心音の聴診】

6 Ⅰ音, 駆出音の聴きかた
| 図2 | 僧帽弁狭窄症 (MS) のⅠ音亢進 ⓐ 36
| 図3 | Ebstein 奇形 ⓐ 37
| 図4 | Wenckebach 型第二度房室ブロックで認められたⅠ音の亢進 37
| 図5 | 第一度房室ブロックに伴うⅠ音の減弱 38
| 図6 | 大動脈二尖弁に伴う大動脈駆出音 ⓐ 38
| 図7 | 肺動脈弁狭窄に伴う肺動脈駆出音 ⓐ, ⓑ 39
| 図8 | 肺高血圧症に伴う肺動脈駆出音 40

7 Ⅱ音の聴きかた
| 図2 | 完全右脚ブロック患者でみられたⅡ音の病的呼吸性分裂 43
| 図3 | 心房中隔欠損症 (ASD) 患者でみられたⅡ音の固定性分裂 43
| 図4 | 完全左脚ブロック患者でみられたⅡ音の奇異性分裂 44
| 図5 | 高血圧性心疾患患者でみられたⅡ音の奇異性分裂とⅡ_Aの亢進 45
| 図6 | 高血圧患者でみられたⅡ_Aの亢進 46
| 図7 | 重症大動脈弁狭窄症 (AS) 患者でみられたⅡ_Aの減弱 ⓐ 46
| 図8 | 肺高血圧症患者でみられたⅡ_Pの亢進 胸骨左縁第2肋間, 心尖部 47

8 Ⅲ音の聴きかた
| 図2 | 触知するⅢ音 ⓐ 50
| 図3 | 心不全で聴かれる病的Ⅲ音 ⓐ 51
| 図4 | 若年健常者で聴かれる生理的Ⅲ音 52

| 図5 | 僧帽弁逆流症 (MR) のⅢ音 ⓐ 52
| 図6 | 右心性Ⅲ音 53
| 図7 | 僧帽弁開放音 (OS) ⓐ 胸骨左縁第3肋間, 心尖 54
| 図8 | 心膜ノック音 ⓐ 55

9 Ⅳ音, ギャロップの聴きかた
| 図1 | Ⅳ音の発生機序 ⓑ 58
| 図2 | 肥大型心筋症で聴かれるⅣ音 59
| 図3 | 心筋梗塞後に聴かれるⅣ音 59
| 図4 | 肺高血圧症の患者で聴取された右心性Ⅳ音 60
| 図5 | 典型的なギャロップ・リズム ⓐ, ⓑ 61
| 図6 | 心不全患者で聴取されたギャロップ・リズム 62
| 図7 | 四部調律 ⓐ 62
| 図8 | 大動脈弁狭窄症 (AS) のⅣ音 63

10 収縮期雑音の聴きかた
| 図1 | 軽症僧帽弁逆流症 (MR) の blowing murmur 65
| 図2 | 僧帽弁狭窄症 (MS) の rumbling murmur ⓑ 66
| 図3 | 大動脈弁狭窄症 (AS) の駆出性収縮期雑音 ⓑ 67
| 図4 | MR の逆流性収縮期雑音 (全収縮期雑音) ⓑ 67
| 図6 | AS では期外収縮後に雑音の音量が増す ⓑ 69
| 図7 | MR では RR 間隔が変化しても雑音の音量は変化しない ⓑ 70

11 拡張期雑音の聴きかた
| 図3 | 重症 AR の to and fro murmur ⓐ 74
| 図4 | 軽症 AR の blowing murmur (先天性大動脈二尖弁) ⓐ 75
| 図5 | 低調な PR 雑音 (肺動脈拡大に伴う器質的 PR 雑音) ⓐ 76
| 図6 | Graham Steell 雑音 (肺高血圧症で聴取された PR 雑音) ⓐ 77
| 図7 | 僧帽弁狭窄症 (MS) の mid diastolic murmur ⓐ 77

| 図8 | MS 患者で聴取された presystolic murmur ⓐ　78 |

12 連続性雑音の聴きかた

図3	PDA の連続性雑音 ⓐ　82
図4	Valsalva 洞動脈瘤の右室破裂（VSD 合併例）ⓐ, ⓑ　82
図5	カテーテル検査後に形成された上腕動静脈瘻 ⓑ　83
図6	腹部の異型大動脈縮窄の連続性雑音 ⓑ　84
図7	肺高血圧症患者で聴取された連続性雑音 ⓐ　85
図8	MR + AR の組み合わせによる往復雑音 ⓐ, ⓑ　85

2 症例から学ぶ　循環器疾患の診かた

【弁膜症】

1 症例1　70代女性．大動脈弁狭窄症

図2	頸動脈の触診 ⓐ　89
図3	頸静脈と右房圧波形 ⓐ　90
図4	心尖拍動 ⓐ　90
図5	心音　胸骨右縁第2肋間, 心尖　91
図6	心音（右鎖骨）　91

2 症例2　60代男性．僧帽弁逆流症

図2	心尖拍動 ⓐ, ⓑ　96
図3	心音　97
図5	僧帽弁後尖 P2 逸脱による MR ⓐ 胸骨右縁第2肋間, 心尖　98
図6	ダイヤモンド型の重症 MR 雑音　99
図7	click and late systolic murmur ⓐ, ⓑ　100
図8	リウマチ性 MR（心房細動例）ⓐ, ⓑ 上, 下　100

3 症例3　70代男性．大動脈弁逆流症

図2	頸動脈拍動 ⓐ, ⓑ　104
図3	上腕動脈 ⓐ, ⓑ　105
図4	心尖拍動 ⓐ　105
図5	right-sided AR 胸骨右縁第3肋間, 胸骨左縁第3肋間　106

| 図7 | 大動脈弁逸脱による dove coo murmur ⓐ　108 |
| 図8 | Austin Flint 雑音　109 |

4 症例4　70代男性．三尖弁逆流症

図2	頸静脈と耳介の拍動 ⓐ, ⓑ, ⓒ　111
図3	傍胸骨拍動, 肝拍動 ⓐ, ⓒ　112
図4	心音　胸骨左縁第5肋間, 心尖　113
図6	Rivero-Carvallo 徴候　114
図7	高圧 (high-pressure) TR ⓐ　115
図8	低圧 (low-pressure) TR ⓐ　116

5 症例5　70代女性．僧帽弁狭窄症

図2	心尖拍動 ⓐ　118
図3	心音　胸骨左縁第4肋間, 心尖　119
図4	心エコー図, 手術所見 ⓐ　120
図5	Ⅰ音の亢進 ⓐ　121
図6	MS メロディー ⓑ 胸骨左縁第3肋間, 心尖　122
図7	僧帽弁輪石灰化（MAC）による MS（degenerative MS 患者, 大動脈弁狭窄症合併例）ⓐ, ⓑ, ⓒ　123

【心筋症】

6 症例6　30代男性．肥大型心筋症

図2	頸動脈 ⓐ　125
図3	心尖拍動 ⓐ　126
図4	心音　胸骨左縁第4肋間, 心尖　126
図6	Valsalva 負荷による雑音変化　128
図7	Brockenbrough 現象　129

7 症例7　30代男性．拡張型心筋症

図2	心尖拍動 ⓐ　132
図3	傍胸骨拍動 ⓐ　133
図4	心音　133
図7	summation gallop（重合奔馬調）ⓐ：胸骨左縁第5肋間, 心尖, ⓑ　135

【先天性心疾患】

8 症例8　50代男性．心房中隔欠損症

図2	頸静脈拍動（ASD）ⓐ　139
図3	傍胸骨拍動（ASD）ⓐ　140
図4	Ⅱ音の固定性分裂（ASD）　140

図5 　Ⅱpの亢進と拡張期ランブル（ASD） 141
図7 　心室中隔欠損症（VSD）の心音　**胸骨左縁第4肋間，心尖**　142
図8 　VSDによるEisenmenger症候群　**ⓐ** 143

9 症例9　80代女性．動脈管開存症
図2 　頸動脈拍動　**ⓐ**　146
図3 　心尖拍動，肺動脈拍動　**ⓐ**，**ⓒ**　147
図4 　心音　147
図6 　largeシャントのPDA　149
図7 　smallシャントのPDA　**胸骨左縁第1肋間，心尖**　150
図8 　ASに合併したPDA　151

【不整脈】
10 症例10　50代女性．不整脈
図2 　頸静脈の大砲波（cannon wave）　**ⓐ** 154
図3 　心音の大砲音（cannon sound）　155
図4 　房室ブロックのため，不規則に聴取されるⅣ音　155
図5 　PVCによるⅡ音の幅広い分裂　156
図6 　頸静脈での心房粗動波（F波）の観察　**ⓒ**，**ⓓ**　157

【その他】
11 症例11　40代女性．肺高血圧症
図2 　頸静脈拍動　**ⓐ**　161
図3 　肺動脈拍動，傍胸骨拍動　**ⓐ**　161
図4 　心音　**胸骨左縁第2肋間，胸骨左縁第5肋間**　162
図6 　慢性血栓塞栓性肺高血圧症（CTEPH）　**胸骨左縁第2肋間，心尖** 164
図7 　特発性肺動脈性肺高血圧症（IPAH） 164
図8 　肺高血圧症に伴う高圧TR，右心のⅣ音（間質性肺炎による肺高血圧症の患者）　**胸骨左縁第2肋間，胸骨左縁第5肋間外側**　165

12 症例12　70代女性．収縮性心膜炎
図2 　頸静脈拍動　**ⓐ**，**ⓑ**　169
図3 　心尖拍動　**ⓐ**　169
図4 　心音　**胸骨左縁第3肋間，心尖**　170
図5 　心エコー，手術所見　**ⓐ**　170
図6 　視診による収縮性心膜炎（CP）の診断（深いx谷，y谷を有する例）　171
図7 　Kussmaul徴候　**ⓐ**　172
図8 　奇脈の測定のしかた　173

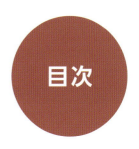

I 総論

循環器 Physical Examination の手順 …………………………………………… 2

II 各論

1 循環器 Physical Examination のコツ

【視診，触診】

1 頸静脈の診かた
　心不全患者の診察では必須！　体液量の評価を行う …………………………… 6

2 頸動脈の診かた
　大動脈弁狭窄症では頸動脈の触診で遅脈，小脈を触れる ……………………… 11

3 心尖拍動の診かた
　左室拡大，左室肥大の有無がわかる ……………………………………………… 16

4 右室拍動，そのほかの拍動の診かた
　右室肥大があると正常では触れない傍胸骨拍動が出現する …………………… 22

5 腹部，四肢の診かた
　腹部触診で大動脈瘤のスクリーニングを行う …………………………………… 28

【心音の聴診】

6 Ⅰ音，駆出音の聴きかた
　僧帽弁狭窄症，大動脈二尖弁の診断に役立つ …………………………………… 34

7 Ⅱ音の聴きかた
　脚ブロック，肺高血圧症の診断に役立つ ………………………………………… 41

8 Ⅲ音の聴きかた
　病的Ⅲ音を聴けば心不全で血液うっ滞状態にあることがわかる ……………… 49

9 Ⅳ音，ギャロップの聴きかた
　Ⅳ音で左室拡張障害の存在がわかる ……………………………………………… 57

> 10 収縮期雑音の聴きかた
> 　駆出性雑音と逆流性雑音の2つに分けられる ……………………………… 64
> 11 拡張期雑音の聴きかた
> 　拡張早期雑音は大動脈弁，肺動脈弁の逆流により生じる ……………… 72
> 12 連続性雑音の聴きかた
> 　連続性雑音はⅡ音をまたぐ …………………………………………………… 80
>
> **Topics**
> 　身体診察が上手になるには？ ………………………………………………… 48
> 　病態を考えた診察を！ ………………………………………………………… 71

2 症例から学ぶ 循環器疾患の診かた

【弁膜症】
- 1 症例1　70代女性．大動脈弁狭窄症 …………………………………… 88
- 2 症例2　60代男性．僧帽弁逆流症 ……………………………………… 95
- 3 症例3　70代男性．大動脈弁逆流症 …………………………………… 103
- 4 症例4　70代男性．三尖弁逆流症 ……………………………………… 110
- 5 症例5　70代女性．僧帽弁狭窄症 ……………………………………… 117

【心筋症】
- 6 症例6　30代男性．肥大型心筋症 ……………………………………… 124
- 7 症例7　30代男性．拡張型心筋症 ……………………………………… 131

【先天性心疾患】
- 8 症例8　50代男性．心房中隔欠損症 …………………………………… 138
　　　　　心室中隔欠損症（VSD） ………………………………………… 143
- 9 症例9　80代女性．動脈管開存症 ……………………………………… 145

【不整脈】
- 10 症例10　50代女性．不整脈 …………………………………………… 152

【その他】
- 11 症例11　40代女性．肺高血圧症 ……………………………………… 159
- 12 症例12　70代女性．収縮性心膜炎 …………………………………… 167
　　　　　　心タンポナーデ ……………………………………………… 171

● 索引 ……………………………………………………………………………… 175

I

総論

循環器 Physical Examination の手順

初診患者を診察する場面での，循環器系の身体診察の手順を示す．

バイタル・サインの把握

血圧，脈拍数，体温，呼吸数，SpO_2 などを確認する．特に循環器救急の場面では，バイタル・サインの評価は必須である．身長，体重も計測し，これより BMI（body mass index）を求める．

収縮期血圧から拡張期血圧を引いた値である脈圧にも注目する．1 回拍出量が低下すると脈圧は小さくなり，収縮期血圧に対する脈圧の比（proportional pulse pressure）が 25％以下に低下する．脈圧が大きい時は，大動脈弁逆流症（AR），末梢血管抵抗が低下し高心拍出となる病態（脚気，動静脈瘻，甲状腺機能亢進など），動脈硬化症による動脈のコンプライアンス低下（高齢者で認められる）を考える．

橈骨動脈の触診

両側の橈骨動脈を同時に触れる．触れに左右差があれば，高安病や動脈硬化性の鎖骨下動脈狭窄を疑う．脈拍数のみならず，血管の硬さも評価する．

頸静脈の視診

頸静脈拍動の最高点を観察し，頸静脈圧を評価する．正常では，座位で鎖骨上に頸静脈拍動が観察されることはなく，拍動が認められれば頸静脈圧は上昇している．次に，頸静脈波形につき評価を行う．

頸動脈の視診，触診，聴診

AR 患者や動脈硬化が強い高齢者では，視診で頸動脈拍動が観察できることがある．触診では頸動脈の立ち上がりの速さと，振幅につき評価する．聴診では，血管雑音 bruit の有無を検討する．この時，呼吸音が聴こえていると bruit との区別が難しくなるため，頸動脈の聴診時には患者に息を止めてもらうようにする．

胸部の視診

視診で心尖拍動が認められないか，左乳頭付近を観察する．痩せた若い人では心尖拍動が視診で認識可能なことがあるが，中年以上の肥満のある人で心尖拍動がはっきり認められたら，異常と考える．慢性的な右室負荷があれば胸骨左縁が膨隆してくる．大動脈瘤の拍動，肺動脈の拍動などの異常拍動の有無についても観察を行う．

胸部の触診

心尖拍動の位置，拡がり，性状を指先で確認し，評価する．仰臥位で正中から 10 cm 以上左側で心尖拍動を触れたら，左室拡大があると判定する．また抬起性や二峰性の心尖拍動を触れれば，左室肥大があると診断可能である．右室負荷の評価のためには，胸骨左縁に手掌を置き，傍胸骨拍動が触知されないか調べる．聴診で強大な雑音が聴取される場合は，触診で振戦 thrill を触れるかどうか確認する．Thrill が触知されたら，雑音の音量は Levine 分類でⅣ/Ⅵ度以上ということになる．

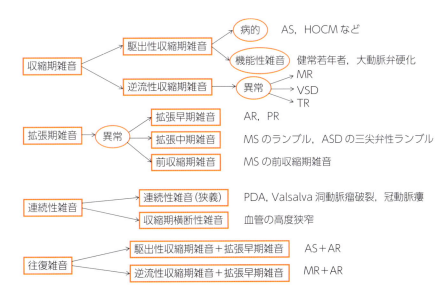

図1 心雑音の鑑別フローチャート
AR：大動脈弁逆流症，AS：大動脈弁狭窄症，ASD：心房中隔欠損症，HOCM：閉塞性肥大型心筋症，MR：僧帽弁逆流症，MS：僧帽弁狭窄症，PDA：動脈管開存症，PR：肺動脈弁逆流症，TR：三尖弁逆流症，VSD：心室中隔欠損症

心臓の聴診

　心尖部から聴診を開始し，胸骨左縁第4～5肋間，胸骨左縁第2～3肋間，胸骨右縁第2肋間へと聴診器を順に少しずつ移動させていく（これを inching という）．

　心音を聴く時は，患者に呼気で軽く息を止めてもらい，この間に聴診を行う．自分も息を止め，閉眼して意識を心音に集中して聴診するようにすればよい．一方，胸骨左縁第2～3肋間では普通に呼吸してもらいながら聴診し，呼吸に伴うⅡ音の分裂様式を評価する．この時は，膜型聴診器を胸壁にしっかり押し付け，Ⅱ音の分裂を浮き立たせるようにする．心尖部ではベル型聴診器を使用して，Ⅲ音，Ⅳ音が聴取されないかに注意をはらう．ベル型聴診器は，胸壁をかろうじて覆うよう，軽く載せるだけにする．左側臥位にすると心尖が胸壁に近付き，Ⅲ音，Ⅳ音が明瞭になるため，左側臥位でも聴診を行う．心雑音の鑑別については，フローチャートにまとめた（図1）．

肺の聴診

　心不全が疑われる時に，特に重要となる．心不全患者で，吸気の最初から最後まで crackle が聴取されれば（pan inspiratory crackle），肺胞性肺水腫の状態である．吸気の途中から終わりにかけて crackle が聴取されれば（late inspiratory crackle），間質性肺水腫の状態である．喘鳴（wheezing）を聴取しても，同時に crackle が聴取されるのであれば，気管支喘息ではなく心臓喘息を疑う．

腹部の診察

　右心不全に伴う肝腫大がないか，腹部大動脈瘤（AAA）が触れないかに注意しながら，触診を行う．高齢男性や喫煙歴のある患者では，AAA を有する事前確率が高く，初診時の腹部の触診は必須である．

下腿の診察

　浮腫の有無を確認する．動脈硬化の危険因子を有する患者では，下肢閉塞性動脈硬化症のスクリーニングのため，初診時に下肢動脈

の触診は必ず行うようにする．両側の足背動脈(ADP)，後脛骨動脈(ATP)を触れ，触れの強さ，左右差の有無につき評価する．ADP，ATPの触れが悪ければ，下肢動脈の狭窄部位が解剖学的にどこにあるかを考えながら，膝窩動脈，大腿動脈の触診を行う．

II 各論

1 循環器 Physical Examination のコツ

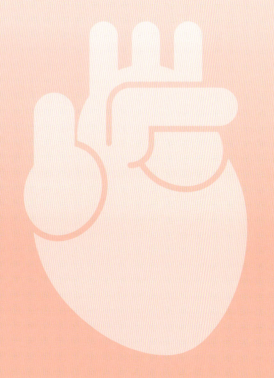

視診，触診

1 頸静脈の診かた
心不全患者の診察では必須！ 体液量の評価を行う

 マークのついている図の動画・心音をご覧いただけます．
http://www.igaku-shoin.co.jp/prd/03235/

頸静脈診察で何がわかるか

　頸静脈の診察では，頸静脈圧の推定と頸静脈波形の分析の2つを行う．

　頸静脈圧は右房圧に等しく，頸静脈圧から体液量の推定ができ，心不全の重症度・コントロール状態がわかる．頸静脈圧の推定は日常臨床で必須の手技であり，これなしでは循環器の診察は成り立たないと思う．一方，頸静脈波形の分析は多少専門的にはなるが，マスターできると，頸静脈の観察のみで三尖弁逆流症や収縮性心膜炎が診断できる．

診察の手順，ポイント

外頸静脈，内頸静脈の同定

　まず外頸静脈，内頸静脈を同定する．
　原則，右の頸静脈を観察する．この際，患者の顎を上げ，首を軽く左側へ向ける．外頸静脈は皮静脈であり，静脈そのものが観察できる．外頸静脈は人により，また血管の緊張度により見え方に大きな差がある．内頸静脈は胸鎖乳突筋の下に位置する深部静脈であり，静脈そのものは見えず，皮膚に投影される拍動として認識される．内頸静脈を臥位で確認するには，上から見下ろす角度では拍動がわかりにくいため，胸鎖乳突筋の高さまで視線を落とし，真横から拍動を観察するべきである．
　内頸静脈と頸動脈の鑑別が問題となるが，両者の鑑別のポイントを表1に示す．実際の外頸静脈，内頸静脈，頸動脈の見え方を図1に示す．

頸静脈圧の推定

　頸静脈の圧の評価は拍動の最高点がどこにあるかで行う．心臓から離れ静脈拍動が見えたり見えなくなったりする点を拍動の最高点とする．内頸静脈で評価を行うのを原則とする．欧米の教科書では頸静脈圧評価の際に，ベッドを45°に倒し，胸骨角のレベルから拍動の最高点が何cm上にあるかを調べると記載されている．しかし，いちいちベッドの角度を調整するのは面倒であり，筆者は日常臨床では臥位と座位でのみ頸静脈の観察を行い，頸静脈圧の推定を行っている．
　頸静脈圧が正常の時は，仰臥位で頸静脈拍動の上端が確認でき，座位では鎖骨上に頸静脈拍動は観察されない．一方，座位で頸静脈拍動が鎖骨上に観察できる時は，頸静脈圧は上昇している．この場合，拍動の最高点の高さを鎖骨からの距離として計測し，カルテに「頸静脈圧は鎖骨上何cm」というふうに記載する．

頸静脈波形の分析

　頸静脈波形は図2に示すようなパターンを示し，右房の圧波形を正確に反映している．頸静脈波形はa波とv波という2つの陽性波，x下降とy下降という2つの陰性波からなる．x下降の最低点をx谷，y下降の最低点をy谷という．

[視診, 触診] 頸静脈の診かた

表1　内頸静脈と頸動脈の鑑別のポイント

	内頸静脈	頸動脈
位置	外側に存在	より内側に存在
指での触診	通常，拍動としては触れない 圧を加えると，容易に圧迫可能	動脈の拍動として認識される 圧を加えても簡単には圧迫されない
収縮期	陥凹する	盛り上がる
呼吸の影響	拍動の高さ，大きさが変わる	影響を受けない
体位の影響	座位で見えなくなる	影響を受けない

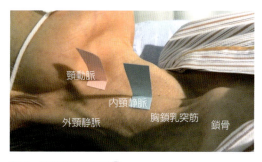

図1　頸静脈の観察
青い付箋が内頸静脈，赤い付箋が頸動脈の拍動を示す．内頸静脈は1心周期に2回緩やかに動くのに対し，頸動脈は収縮期に1回鋭く動く．付箋のつくる影の動きに注目．

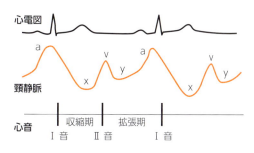

図2　頸静脈波形
a波：心房の収縮
x下降：心房の弛緩＋右室収縮による三尖弁輪の下降
v波：静脈還流による右房圧の上昇
y下降：三尖弁開放による右房圧の低下

- **a波**：心房の収縮による圧上昇のため生じる．
- **x下降**：心房の弛緩による圧低下と，それに引き続く右室収縮による三尖弁輪下降に伴う右房圧低下のため形成される．
- **v波**：静脈還流による右房圧の上昇で生じる．
- **y下降**：拡張期の三尖弁開放による右房圧の低下のため生じる．

一般に上向きの波(a波，v波)より，下向きの波(x下降，y下降)のほうが観察しやすく，見た目は陰性の触れとして認識される．

図1の動画で，青色の付箋を付けた内頸静脈が1心周期に2回動いているのを確認してほしい（影の動きを見るとわかりやすい）．観察される波がどの波に相当するかの判別は，頸動脈を指で押さえながら，頸静脈の拍動を観察しタイミングをとるとよい（頸動脈を触れるのが収縮期である）．また，収縮期は拡張期より短いため，x谷とy谷の間隔は，y谷と次のx谷の間隔より短いことを利用しても識別は可能である．正直，頸静脈波形の分析は慣れるまでは難しく，視覚認知のトレーニングが必要である．

頸静脈の診かたを学ぶのに最適な動画は，Paul Woodが作成した『The jugular venous pulse』という短編映画である（1957年作成の古いものだが，内容は素晴らしく，光と影の織りなす陰影が印象的である）．この映画はインターネット上で閲覧可能であり，視聴を強くお勧めする[1]．

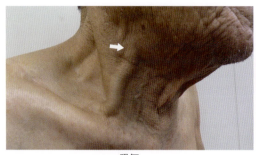
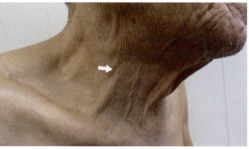

吸気 / 呼気

図3　Kussmaul 徴候 ▶
矢印は静脈拍動の最高点を示す．正常とは逆に，吸気時(左図)のほうが呼気時(右図)より頸静脈圧が上昇している．これを Kussmaul 徴候と呼ぶ．

異常所見と鑑別診断

頸静脈圧の上昇・低下

頸静脈圧が正常な時は，仰臥位で頸静脈拍動の上端が顎下半分くらいまでの高さで確認でき，座位では鎖骨上に頸静脈拍動は観察されない．座位で頸静脈拍動が鎖骨上に観察できる時は，頸静脈圧の上昇と判断する．また，座位で顎下まで頸静脈拍動が見られる場合，頸静脈圧は著明に上昇しており，15 mmHg 以上ある[2]．

静脈圧が上昇していれば，一般に右心不全，体液量過多を考える．肺塞栓症，心タンポナーデ，緊張性気胸などの閉塞性ショックでも頸静脈圧は著明に上昇する．上大静脈症候群でも頸静脈圧は上昇しているが，静脈拍動は消失する．仰臥位でも頸静脈拍動が観察できなければ，頸静脈圧は低下している．出血，脱水などの volume depletion では頸静脈は虚脱する．

Kussmaul 徴候

正常では吸気時に頸静脈圧は低下する．これに対し，吸気時に頸静脈圧が上昇する現象を Kussmaul 徴候という．吸気に伴って右心への静脈還流は増加するが，右心室の流入障害があると増加した還流血液量を処理しきれず，右房圧(＝頸静脈圧)は上昇してしまう．古典的には収縮性心膜炎で認めることで有名だが，重症心不全，右室梗塞，肺塞栓症などでも認められる．実臨床では右心不全患者で認めることが最も多い．

収縮性心膜炎患者で認められた Kussmaul 徴候を図3で示す．矢印で示す拍動の最高点が吸気時に呼気時と比較し高くなっていることに注目してほしい．

収縮期陽性波

収縮期陽性波は，三尖弁逆流症(TR)に特徴的に認められる．収縮期陽性波の認識は初心者でも比較的容易である．正常では，収縮期に頸静脈圧は低下しx下降を形成し，陰性波として認められる．しかし，TR があると，収縮期に右室から右房へ血液が逆流するために右房圧が上昇し，頸静脈波形は右室圧に類似した陽性波を呈する(図4参照)．

収縮期に下から上へと膨隆していく静脈拍動を動画で確認してほしい．最重症の TR で層流となった場合などは TR の収縮期雑音がまったく聴取されなくなる．このような場合でも頸静脈の収縮期陽性波は明瞭に観察され，頸部の視診だけで TR と診断することが可能である．

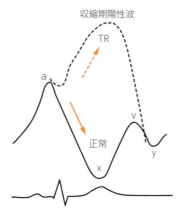 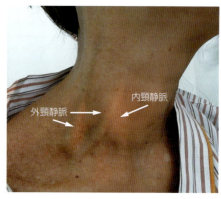

図4 三尖弁逆流症(TR)による収縮期陽性波 ▶
正常では頸静脈は収縮期に陰性のx下降を示すが，重症TRがあると逆流血のため収縮期陽性波が出現する．動画で，収縮期に下から上へと膨隆していく静脈拍動を確認してほしい．

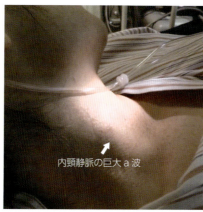 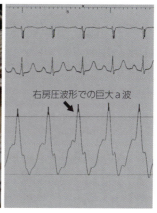

図5 頸静脈の巨大a波（肺高血圧症の症例） ▶
頸部で認められる拍動は呼吸性の変動を示し，静脈拍動であることがわかる．これは頸静脈の巨大a波である．右房圧波形でも心電図のP波に一致して，巨大a波を認める．

a波の増大（巨大a波）

a波の増大は拡張期の右室への血液流入が障害され，右房の収縮が代償性に亢進した状態で認められる．肺高血圧症・肺動脈弁狭窄症に伴う右室肥大，肥大型心筋症に伴う右室肥大では右室のコンプライアンスが低下しており，能動的な心房収縮が亢進し，a波が巨大な陽性の拍動として印象的に目に飛び込んでくる．図5に肺高血圧症患者で認められた頸静脈の巨大a波を示す．

a波の増大は大動脈弁狭窄症，肥大型心筋症などの左室肥大を生じる疾患でも生じる．これは右室と左室が1つの心膜で被われ，心室中隔が両者に共通の構造であるため，左室肥大の影響が右室側に及び（これをBernheim効果という），右室の流入障害を生じるためとされている．肥大型心筋症では，右室肥大，Bernheim効果の両方の機序により，a波の増大が高率に認められる．稀ではあるが，三尖弁狭窄症，右房粘液腫でもa波の増大を生じる．

a波の増大と鑑別が必要なものは，前述の収縮期陽性波である．a波の増大が認められる時相は心房が収縮する前収縮期であり，頸動脈を触れながら観察すると，頸動脈の拍動を触れる直前のタイミングに陽性波を認める．これに対し，TRの収縮期陽性波は頸動脈を触れるのと同じタイミングで観察される．

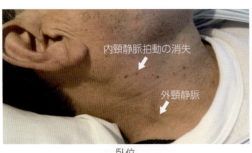
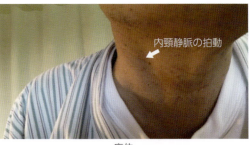

臥位　　　　　　　　　　　　　　　座位

図6　頸静脈圧が著明に上昇すると，臥位で内頸静脈拍動は消失する ▶
本例では，頸静脈圧は22 mmHgと著明に上昇していたが，臥位（左図）では内頸静脈の拍動は認められなかった．座位（右図）にして初めて内頸静脈の拍動が明らかになった（本文説明参照）．

収縮性心膜炎—深いy谷

　収縮性心膜炎の頸静脈波は非常に特徴的で，典型例では頸静脈の視診のみで収縮性心膜炎と診断できるほどである．本症では，頸静脈圧が上昇しており，深いy谷が認められる．収縮性心膜炎では心房圧が高いため三尖弁が開放するとv波の頂点から急に圧が低下するが，拡張早期にすぐに心膜の開放制限が生じる結果，それ以上右室に血液が流入しなくなるため右房圧は急激に上昇する．このため，急なリバウンドを生じ深いy谷が出現する．

ピットフォールと注意点

頸静脈圧が著明に高い時，臥位では頸静脈の拍動は観察できなくなることがある

　特に外頸静脈が目立たない人の場合，臥位のみの診察では誤って頸静脈圧が高くないと判定してしまうことが生じうる．図6にそのような例を示す．本例では，頸静脈圧は22 mmHgと著明に上昇していたが，臥位では内頸静脈の拍動はまったく認められなかった．これは頸静脈圧が高く，頭のはるか上方に拍動の最高点が位置していることによる（海で水面下に深く潜り水面を見上げても，その波面は観察できないのと同じ理屈による[3]）．この場合，座位にすると内頸静脈の拍動は明らかになる．下腿浮腫などの他の右心不全の徴候があるのに，臥位で頸静脈の拍動が認められない場合は，座位にして頸静脈拍動を確認すべきである．

TRで収縮期陽性波がある時の平均右房圧の評価は難しい

　右心カテーテルの血行動態の評価には平均右房圧を用いることが多い．重症TRがあると，頸静脈拍動の最高点は収縮期のピーク右房圧になるため，収縮期～拡張期を平均した圧である平均右房圧との間に大きな差を生じる．

単位の換算

　右心カテーテルでは右房圧はmmHg単位で表現される．これに対し身体所見で頸静脈圧は鎖骨上何cmで表現される．換算のためには1 cmH$_2$Oは0.74 mmHg，1 mmHgは1.36 cmH$_2$Oであることを知っておく必要がある．

文献

1）Wood P：The jugular venous pulse, 1957
https://wellcomelibrary.org/item/b16663329（2019年7月閲覧）
2）Swartz HM：Textbook of physical diagnosis；History and examination, 6th ed, pp419-420, Saunders, 2009
3）室生卓：General Physician 循環器診察力腕試し—達人の極意マスター！，pp14-16，金芳堂，2012

視診, 触診

2 頸動脈の診かた
大動脈弁狭窄症では頸動脈の触診で遅脈, 小脈を触れる

 マークのついている図の動画・心音をご覧いただけます.
http://www.igaku-shoin.co.jp/prd/03235/

頸動脈診察で何がわかるか

　頸動脈の触診により, 左室の収縮性, 左室からの前方拍出量に関しての情報が得られる. また, 頸動脈の触診は, 大動脈弁狭窄症(AS), 大動脈弁逆流症(AR), 閉塞性肥大型心筋症(HOCM)の存在を疑うきっかけになる. ASとHOCMは心雑音だけからは鑑別に悩むことがあるが, 頸動脈の触診所見には大きな違いがあり, 両者の鑑別に有用である. また, 頸動脈の聴診で頸動脈雑音bruitを聴取すれば, 頸動脈狭窄を疑うきっかけになる.

診察の手順, ポイント

頸動脈の観察
視診
　頸動脈は頸部の比較的深い部分に位置するため, 頸動脈拍動は通常視診では明らかでない. しかし, ARでは, 視診で頸動脈の拍動が目立つようになり, これをCorrigan脈と呼ぶ(図1a). また, 動脈硬化が強く, 頸動脈が蛇行・延長している患者でも頸動脈を視診で確認できることがあり, 動脈瘤と勘違いしてはいけない. これは高齢女性の右頸動脈で認められることがほとんどである(図1b).

聴診
　次いで, 頸動脈の聴診を行う. 片方ずつ, 頸動脈の上に聴診器を置き, 息を止めた状態で聴診し, 頸部の血管雑音(bruit)が聴取されないかを確認する. 息を止めるのは, 呼吸をしたままの状態では気管音が混入し, bruitの有無の判定が困難になるからである. 心臓の雑音はmurmurだが, 血管の雑音はbruitと呼ぶ. なおbruitはtを発音せず, フランス語風に「ブルーイ」と発音する.

頸動脈の触診
　医学部のOSCE(objective structured clinical examination)の授業では, 頸動脈の診察手順は最初に聴診, 次いで触診の順にするよう指導されるが, 実臨床では, 頸動脈を強く圧迫しなければ触診から始めても大きな問題はないと思われる.

　頸動脈の触診は, 母指, あるいは第2指, 第3指の指腹を用いて行う. この際, 左右片方ずつ触れていき, 両側の頸動脈を一緒に触らないようにする. 頸動脈の拍動を記録すると, 図2のようになる. 収縮期が始まると頸動脈に血液が流れ込み, 頸動脈拍動は立ち上がり始める. そしてdicrotic notchのタイミングで大動脈弁が閉鎖し, 左室から大動脈への血液の駆出が終了する. 頸動脈の触診では, percussion waveのところを触れている. 正常では, 頸動脈は, 収縮早期に一瞬柔らかくtappingに触れ, その後, 速やかに減衰する.

　頸動脈の触診では, 頸動脈拍動のupstrokeとvolumeにつき評価を行う(図3). Upstrokeは頸動脈の立ち上がりのスピード, すなわち圧力を時間で微分したもの

11

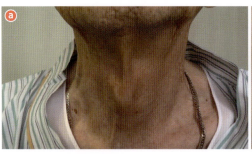
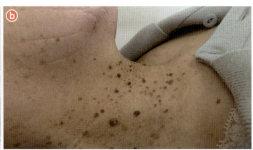

図1　頸動脈の視診
ⓐ 大動脈弁逆流症（AR）患者の Corrigan 脈：両側で頸動脈の拍動が目立つ．AR 患者において視診で観察できる頸動脈の大きな拍動を，Corrigan 脈と呼ぶ．
ⓑ 高齢女性の右頸動脈拍動：動脈硬化が強くなり，頸動脈が蛇行・延長すると，頸動脈を視診で確認できることがある．

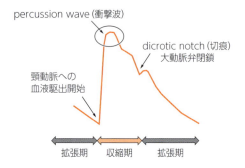

図2　正常頸動脈波
頸動脈の触診では，丸で囲んだ percussion wave の部分を触れている．正常では，頸動脈の拍動は，収縮早期に一瞬軽く触れ，その後，速やかに減衰する．

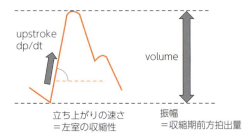

図3　頸動脈触診で診るべきポイント
頸動脈の触診では，立ち上がりの速さである upstroke と，振幅である volume につき評価する．Upstroke は左室の収縮性を反映し，肥大型心筋症（HCM）では亢進し，拡張型心筋症（DCM）では減弱する．Volume は動脈への収縮期前方拍出量を反映し，AR では増加し，僧帽弁逆流症（MR）では減少する．

dp/dt であり，直線の傾きを現す．これは左室の収縮性を反映しており，肥大型心筋症（HCM）では upstroke は鋭く，拡張型心筋症（DCM）では鈍い．Volume は頸動脈拍動の立ち上がりから頂点までの振幅を意味する．これは収縮期の左室の前方拍出量を反映しており，AR では volume は増加し，僧帽弁逆流症（MR）では減少する．

異常所見と鑑別診断

頸動脈 bruit

動脈硬化は全身疾患である．冠動脈疾患が疑われる患者では，全身の動脈の診察が必要で，頸動脈の聴診，触診もこれに含まれる．

頸動脈狭窄を有する患者の頸部で聴取された bruit を図4 に示す．頸動脈狭窄の程度が強くなれば，雑音のピークは後ろになる．

動脈硬化の危険因子のない中年〜若年女性の頸部で bruit を聴取すれば，高安病を疑う．高安病では，頸動脈の圧痛を伴うこともある．

遅脈，小脈

AS で認められる．AS では大動脈弁口面積が小さく，左室から駆出された血液が頸動脈に流れ込んでくるのに時間がかかるため，立ち上がり速度 upstroke が遅くなり（遅脈），振幅 volume も小さくなる（小脈）（図5）．

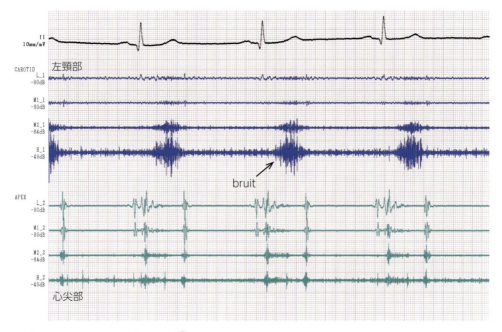

図4 頸動脈で聴取されたbruit ▶
上段青色が左頸部での記録である．左頸部ではbruitを聴取する．bruitの持続は長く，高度の頸動脈狭窄が疑われる．頸動脈エコーでは，左内頸動脈に75％狭窄を認めた．

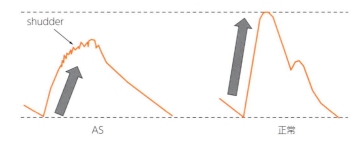

図5 大動脈弁狭窄症（AS）の頸動脈拍動
ASでは，頸動脈の立ち上がりが悪く（遅脈），長く触れる．振幅も小さくなり（小脈），触れにくく感じる．また，細かいビリビリ響くような拍動（shudder）を触知することがある．

触診では，正常の一瞬触れる感じtappingではなく，拍動が長い時間触れている感じを受ける．また小脈のため，頸動脈自体が触れにくいという印象をもつことが多い．ASでは，頸動脈の立ち上がりが遅いだけでなく，ビリビリする細かい振動を指先に感じることがあり，これをシャダー（shudder）と呼ぶ．ShudderはASに特異的だが，感度はそれほど高くはない．ASを疑った時には頸動脈の触診は必須の手技であり，荒々しい駆出性収縮期雑音を聴取し，頸動脈で遅脈，小脈を触知すれば，それだけでASと診断可能である．実際のAS患者の頸動脈で認められた遅脈を図6に示す．頸動脈上に置いた舌圧子がゆっくり持ち上がるのを観察してほしい．

ASとHOCMの鑑別

ASと似た駆出性収縮期雑音を聴取し，ASと鑑別が必要な疾患としてHOCMがある．両者の鑑別には，頸動脈の触診がきわめて有用であり，必須の手技である．HOCMでは，

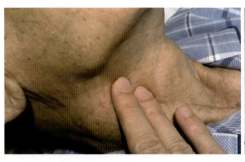
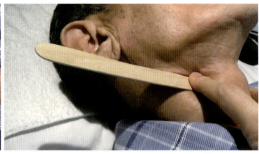

図6　AS患者の頸動脈拍動（遅脈，小脈）▶
AS患者の頸動脈を指腹で触診すると，遅脈，小脈を感じる．舌圧子を頸動脈の上に置くと，舌圧子が収縮期にゆっくり持ち上がるのがわかる（遅脈）．

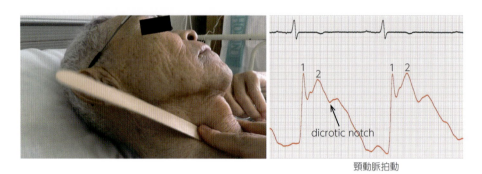

図7　AR患者の頸動脈拍動（速脈，大脈）▶
ARでは速脈，大脈を呈する．頸動脈上に置いた舌圧子が勢いよく，大きく上下動している（そのため写真では，舌圧子のピントがずれている）．収縮期に2回拍動しており，二峰性脈を呈している．右の頸動脈拍動図では，衝撃波が2つに分裂しているのがわかる．

肥大した心筋から勢いよく血液が駆出されるために，頸動脈の立ち上がりは速脈を呈する．これに対しASは遅脈であり，頸動脈拍動の所見は両者で対照的である．

動脈硬化

頸動脈の動脈硬化が強いと，頸動脈拍動は強くかつ持続が長く触れる．慣れると，触診だけで動脈硬化が強いことがわかる．動脈硬化の場合，ASの遅脈とは異なり，拍動の立ち上がりupstrokeは正常である．

速脈，大脈

ARで認められる．ARでは左室容量負荷により，Frank-Starlingの原理に従い左室収縮性は亢進する．またARでは収縮期には拡張期に逆流する分も含めて血液が拍出されるため，収縮期の前方拍出は通常より多くなる．このため，頸動脈の立ち上がりupstrokeは速くなり（速脈），振幅volumeは大きくなる（大脈）．ARでは速脈，大脈に加え二峰性脈も認められることがある（次項参照）．

AR患者の頸動脈で認められた速脈，大脈，二峰性脈を図7に示す．AS患者とは対照的に舌圧子が勢いよく大きく動き，2回拍動しているのを観察してほしい．

二峰性脈

頸動脈の触診で収縮期に2回拍動が触れる脈のことを指し，ARとHOCMで認められる．ただし，AR，HOCMの患者全員で認められるわけではない．ARとHOCMでは，同じ二峰性脈でも拍動の触れ方はまったく異なる

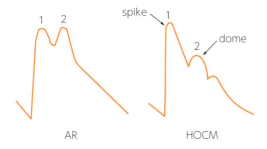

図8 二峰性脈
ARと閉塞性肥大型心筋症(HOCM)では，同じ二峰性脈でも拍動の触れ方は異なる．ARでは鋭い2つの波として触れる．これに対し，HOCMでは，最初は鋭い波，次いで緩やかな波のspike and dome patternを呈する．

(図8)．

AR

鋭い2つの波として触れる．ARで二峰性脈が認められる機序は，収縮期の左室駆出速度増大により，上行大動脈内で収縮中期にBernoulli効果が働き，側壁部分の内圧が下がるためと推定されている．

HOCM

最初は鋭い波，次いで緩やかな波を触れる．収縮早期には，肥大心から勢いよく血液が駆出される(spikeの部分)．しかし，僧帽弁収縮期前方運動のために左室流出路閉塞が生じ，収縮中期に大動脈内への血流が一時的に減少する．その後，収縮期後半には狭窄が軽減し，大動脈への穏やかな駆出が再開する(domeの部分)．HOCMに特徴的な，このような頸動脈拍動曲線はspike and dome patternと呼ばれる．ただし，頸動脈の触診でdomeの緩やかな波を触知し，spike and dome patternであると認識するのはなかなか難しい．

速脈だが小脈

MR，心室中隔欠損症(VSD)で認められる．
MR，VSDでは左室は容量負荷の状態にあり，Frank-Starlingの原理に従い左室収縮性は亢進し，血液は勢いよく大動脈に駆出されることから，頸動脈触診では速脈となる．一方，大動脈に駆出される血液量自体は，それぞれ左房への逆流，右室への短絡血流のため増加しておらず，前方拍出は増えないことから大脈とはならず，むしろ小脈となる．

交互脈

1心拍ごとに脈の強さが，強弱を繰り返す現象をいう．本所見は重症の左室機能低下時に認められる．ただし頸動脈よりも，むしろ末梢動脈である橈骨動脈での触診のほうが，交互脈を認識しやすい．触診での交互脈の認識はなかなか難しく，むしろ動脈圧ライン波形，心エコーでの大動脈弁通過血流のドップラー波形が大小を交互に繰り返していることで気付かれることが圧倒的に多い．

ピットフォールと注意点

・高齢者で血管が硬くなると，重症のASであっても頸動脈の立ち上がりが遅脈でないことがある．これは血管が硬くなり血管コンプライアンスが低下すると，少量の血液流入でも圧が大きく上昇することによる．

・ASの患者で，頸動脈で遅脈が明らかでも，橈骨動脈などの末梢動脈では遅脈が目立たないことがある．これは末梢動脈では衝撃波と末梢の動脈からの反射波が一緒になり，動脈拍動の振幅と立ち上がり速度が増すためである．よってASで遅脈，小脈の評価を行う時は，頸動脈で行うべきである．

・ASの患者で頸部に雑音を聴取した場合，ASの雑音自体の放散なのか，頸動脈に狭窄があるのかの鑑別は非常に難しい．頸動脈エコーで狭窄の有無を確認すべきである．

文献
1) 吉川純一：循環器フィジカル・イグザミネーションの実際，pp97-105，文光堂，2005
2) 大木崇(監)，福田信夫：心疾患の視診・触診・聴診—心エコー・ドプラ所見との対比による新しい考え方，pp56-61，医学書院，2002

視診，触診

3 心尖拍動の診かた
左室拡大，左室肥大の有無がわかる

マークのついている図の動画・心音をご覧いただけます．
http://www.igaku-shoin.co.jp/prd/03235/

心尖拍動の診察で何がわかるか

　心尖拍動は最も左外側で触知する心臓の拍動であり，通常は左室心尖部の収縮を反映している．心尖拍動の診察により，左室拡大の程度，左室肥大の有無がわかる．

診察の手順，ポイント

1) 患者を仰臥位とし，患者の右側に立ち診察を行う

視診

　まず視診で，心尖拍動を観察する．痩せ形の若年者では心尖拍動が観察できることがあるが，30歳以上の健常成人で心尖拍動を視診で認識できるのは稀である．

触診

　視診に続き触診を行う．以下の手順で評価を行う．

①**心尖拍動の位置を確認する**：視診で位置確認ができていない場合は，手指を伸ばし指全体で心尖付近と思われる周囲を触知し，心尖拍動を探す．健常成人では，仰臥位で心尖拍動を触れる率は低く，約30%とされている．心尖拍動は正常では，左第5肋間付近で鎖骨中線上または若干その内側に存在するとされ，胸骨正中線からは10 cm以内の距離にある（図1）．鎖骨中線の位置を正確に決めることは難しいが，男性の場合は左乳頭より少し内側にあると考えるとよい．

②**心尖拍動の範囲を調べる**：心尖拍動は，正常では1肋間でのみ触知され，その範囲は3 cm以下である．2肋間にわたって心尖拍動が触知され，その範囲が3 cmを超える時は左室拡大がある．

③**心尖拍動の性状につき評価する**：右の第2指，第3指を用い，指先に神経を集中して拍動の性状を感知する．正常では心尖拍動を触知する時間は非常に短く収縮早期のみ触れ，収縮中期を越えては触知されない．触った印象は，一瞬触れた後，すぐに指から拍動が遠ざかるようであり，tappingと形容される（図2）．

2) 仰臥位で診察した後，患者を左半側臥位にし，心尖拍動の触診を行う

　左側臥位にすると心尖が胸壁により近付く

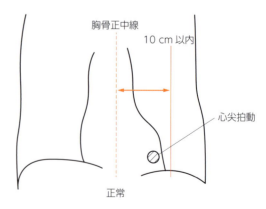

図1　心尖拍動の位置
正常では，心尖拍動は左第5肋間付近で鎖骨中線上または若干その内側に存在する．胸骨正中線からは10 cm以内の距離にある．男性の場合は左乳頭より少し内側にあると考えるとよい．臥位で正中から10 cm以上左側で心尖拍動を触れたら，心拡大がある．

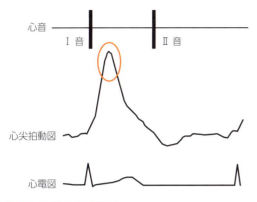

図2　正常心尖拍動図
正常では，心尖拍動は収縮早期のみ触れ，収縮中期を越えては触知されない．触診では，拍動図の丸で囲んだ部分を感じている．その拍動は，一瞬指先を軽く叩くような性状であり，tappingと形容される．

> **Column**
>
> **心臓は収縮期にそのサイズが小さくなるのに，なぜ拍動が触れるのか**
>
> 上記のようなことを疑問に思ったことはないだろうか？　心エコー図で観察すると，左室収縮時に心尖部は不動点となっており，心基部が心尖部のほうに向かって縮み，心尖部は胸壁から遠ざかることはない．収縮期に左室は大動脈に向かって血液を駆出するが，この時，駆出の反作用として心尖部を押す力が加わる[1]．ちょうど，イカが海水を噴射する方向とは逆方向に進行するのをイメージしてもらえばよいかと思う．以上の理由により，収縮期に左室容積は小さくなるにもかかわらず心尖拍動を触れる．

ため，心尖拍動の触知率は上がり，健常正常人の約75％で心尖拍動を触知するとされる．

異常所見と鑑別診断

心尖拍動の外側偏位：左室拡大

心尖拍動が正常範囲を越えてより外側で認められる場合，左室拡大が存在する．胸部X線写真を撮影しなくても，心胸郭比の大きさが推定可能となる．

図3に拡張型心筋症患者の心尖拍動を示す．仰臥位で心尖拍動は左中腋窩線上に観察され，著明な左室拡大が疑われる．実際，胸部X線写真では左第4弓が胸壁に接しており，著明な心胸郭比の拡大を認めた．

抬起性心尖拍動：左室肥大

正常では収縮早期のみ触れる心尖拍動が，収縮期全体にわたって触知され，その持続時間が長い場合を抬起性（たいきせい）心尖拍動という（図4cの心尖拍動図参照）．抬起性心尖拍動は左室肥大の時に認められる．触診では，心尖拍動が指に吸いついて離れないような印象を受ける．ぜひ実際の患者で抬起性拍

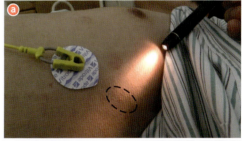
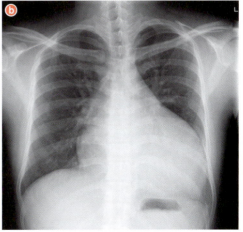

図3　拡張型心筋症患者の心尖拍動の外側偏位
ⓐ 仰臥位で心尖拍動は，左中腋窩線上に観察され，著明な心拡大が疑われる．
ⓑ 胸部X線写真では，左室を表す左第4弓が胸壁に接している．

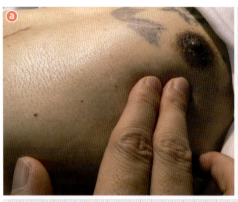
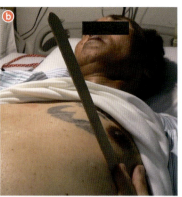
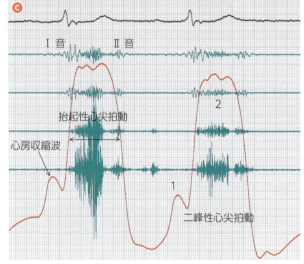

図4　肥大型心筋症患者の心尖拍動
ⓐ ⓑ 正常では収縮早期のみ触れる心尖拍動が，収縮期全体にわたって触知される（抬起性心尖拍動）．心房収縮波と収縮期拍動の2つの拍動を認め，二峰性心尖拍動となっている．
ⓒ 心尖拍動図では拍動がⅡ音まで続いているのがわかる．

動を触れ，その感触をマスターしてほしい．なお，抬起性心尖拍動は，英語では"heave"または"lift"と表現される．

抬起性心尖拍動は，以下の2種類の左室肥大で認められる．

1) 左室の拡大を伴わず左室の壁厚が厚くなる求心性の心肥大で，高血圧性心疾患，肥大型心筋症，大動脈弁狭窄症などに代表される．これらの疾患では，左室内腔サイズは拡大しないため，心尖拍動の外側偏位は目立たない．その拍動は抬起性かつ力強く突き上げるように触れる．

2) 拡張型心筋症や陳旧性心筋梗塞などに代表される，拡大して左室収縮機能が低下している心臓．

これらの疾患は遠心性左室肥大を呈し，心尖拍動は外側に偏位している．Laplace の法則「張力 $T = \dfrac{内圧 P \times 半径 R}{2 \times 壁厚 h}$」により，拡大心では壁張力を一定に保つため左室壁厚が増しており，拡大により心筋重量も増加していることから左室肥大を生じ，抬起性の心尖拍動を示す．このタイプでは拍動の持続は長いものの，求心性心肥大ほど力強い感じはしない．

心房収縮波（A波）の触知と二峰性心尖拍動（double apical impulse）：左室肥大

左室のコンプライアンスが低下し拡張しにくい心臓では，左房が拡張末期に勢いよく収縮し，左室に血液を押し込むように働く．心

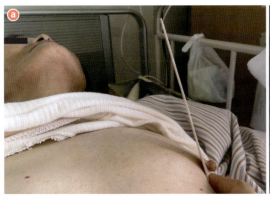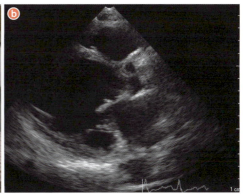

図5　拡張型心筋症患者の心尖拍動
拡張型心筋症患者で認められた二峰性心尖拍動を示す．
ⓐ 舌圧子が，心房収縮波で1回，収縮期波でもう1回と1心周期の間に計2回動いている．
ⓑ 心エコー図では左室は拡大し，左室収縮機能は低下している．

房収縮により，それまであまり拡がっていなかった左室が急に拡大する．この時の，左室壁の伸展を心房収縮波（A波，atrial kick とも言う）として触知しうる（図4c の心尖拍動図参照）．これは，心音のⅣ音と同じ現象を見ており，"触知するⅣ音"と言い換えることができる（ただし，心房収縮波が触知されるのに，聴診でⅣ音が聴取されないことは，よくある）．仰臥位でわからなかった心房収縮波が，左側臥位にすると容易に触知されるようになることは日常臨床上しばしば経験される．A波を触知するためにも，左側臥位での触診をルーチンで行うべきである．

前述した抬起性心尖拍動を生じる左室肥大では，左室のコンプライアンスが低下しているため，抬起性の心尖拍動とともに心房収縮波を触れることが多い．そうすると1心周期に，増高したA波と収縮期拍動の2回の拍動を触れることになり，これを二峰性心尖拍動（double apical impulse）と呼ぶ．

図4 に肥大型心筋症患者で認められた抬起性心尖拍動，二峰性心尖拍動を示す．心尖拍動の上に自分の指，あるいは舌圧子を置きその動きを観察することで，その性状がよりわかりやすくなることに注目してほしい．図5 に拡張型心筋症患者で認められた二峰性心尖拍動を示す．

急速流入波（rapid filling wave）の触知：重症僧帽弁逆流症（MR）

重症MRで急速流入波を触知することがある．重症MRでは左房に蓄えられた大量の血液が拡張早期に一気に左室に流入し，左室壁を伸展するため，これを急速流入波として触知しうる．急速流入波は，"触知するⅢ音"であり，収縮期拍動の後の小さな拍動として感知する．なお，心房収縮波と比較すると，触診での認知は難しい．拡張型心筋症では聴診でⅢ音はよく聴取されるが，左室拡張の勢いを欠くため，触診で急速流入波として触れることは少ない．

図6 に重症MR患者の急速流入波を示す．心尖拍動図の拡張早期の鋭い波が，急速流入波である．

心尖拍動の収縮期陥凹：収縮性心膜炎

収縮性心膜炎で認められる．正常では収縮期に胸壁に当たる心尖拍動が，逆に陥凹する現象である．すべての収縮性心膜炎患者で認められるわけではなく，その診断において感度は低い所見であるが，特異度は高い．脈を一緒に触れる，あるいは心音を聴取しながら

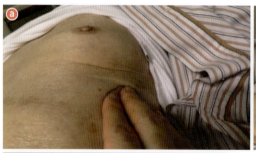
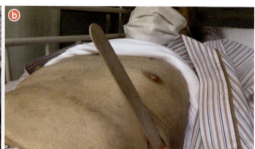
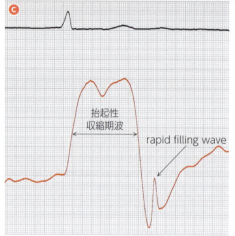

図6 僧帽弁逆流症（MR）患者の心尖拍動 ▶
重症 MR の患者で，リズムは心房細動である．
ⓐ 左室拡大のため，心尖拍動は外側に偏位している．
ⓑ 舌圧子を当てると，最初の大きな拍動（収縮期波）の直後に，小さな拍動〔急速流入波（rapid filling wave）〕を認める．
ⓒ 拡張早期の鋭い波が，急速流入波である．

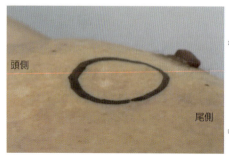

図7 収縮性心膜炎に伴う収縮期陥凹 ▶
収縮性心膜炎の患者では，心尖拍動が収縮期に陥凹する現象が認められることがある．正常とは反対に，収縮期に心尖拍動は凹んで認められる．心尖拍動図では，心膜ノック音に一致して陥凹が急に停止している．

触診していないと，本症での拡張期飛びだしを，正常の収縮期心尖拍動と誤認してしまう恐れがあるので注意が必要である．

図7に収縮性心膜炎患者で認められた収縮期陥凹を示す．

ピットフォールと注意点

・正常では左室が心尖拍動を形成するが，右室が拡大する疾患では右室の拍動が左最外側

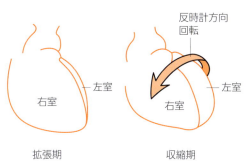
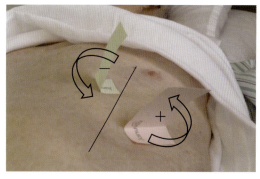

図8 心尖拍動が左室拍動であることの確認 ▶
正常では左室が心尖拍動を形成する．心臓は収縮期に心尖部から見て反時計方向に回転するために，左室の内側は収縮期に陥凹する．心尖拍動の上に置いた赤の付箋が収縮期前方に動く時に，内側の黄の付箋は陥凹している（右図）．このことから本例の心尖拍動は左室拍動であると言える．

の拍動（つまり心尖拍動）となる場合がある．

心尖拍動が左室の拍動なのか，右室の拍動なのかの鑑別は以下のように行う．心臓は収縮期に下から見て反時計方向に回転する．そのため右室は胸壁から離れる方向に動き，左室の内側は収縮期に陥凹する．心尖拍動の内側が陥凹していれば，心尖拍動は左室拍動であると言える（図8）．一方，心尖拍動が右室であれば，その外側が陥凹する（右室拍動については，p26を参照）．

・**左側臥位では心尖拍動の位置は外側に偏位するため，側臥位では心拡大の判定を行わない．**

左室肥大がなくても，左側臥位をとると抬起性拍動を触れることがあり，これをもって左室肥大としてはいけない．ただし，左側臥位でも二峰性心尖拍動が触れれば「左室肥大あり」としてよく，心尖拍動が2肋間以上にわたって触知されれば左室拡大と判定してよい．

・**左室が拡大していなくても，左房拡大のために左室が外側に押され，心尖拍動が外側に偏位することがある．**

これは僧帽弁狭窄症で認められる．また，左心膜欠損，漏斗胸，straight backでも左室拡大はないが，心尖拍動は外側偏位を示す．

・**心臓の大きさを決定するのに打診は原則行わない．**

現在では心臓の打診の有用性は否定されている．一部のテキストでは有用としているものもあるが，心尖拍動の触診から得られる情報量のほうがはるかに多い．

文献
1) Ranganathan N：The art and science of cardiac physical examination：With heart sounds and pulse wave forms on CD, pp115-118, Humana Press, 2006

視診，触診

4 右室拍動，そのほかの拍動の診かた

右室肥大があると正常では触れない傍胸骨拍動が出現する

 ▶マークのついている図の動画・心音をご覧いただけます．
http://www.igaku-shoin.co.jp/prd/03235/

右室拍動の診察で何がわかるか

　胸部X線写真の側面像を見るとわかるが，健常人では，右室は胸鎖関節～横隔膜までの長さの下1/3以下の範囲でしか前胸壁と接していない．そのため，痩せた若年者などを除き，通常右室の拍動は胸壁上で触知されない．しかし，右室が拡大すると前胸壁と接する範囲が上方にまで拡がり，胸骨に接する面積が大きくなり，胸骨左縁で傍胸骨拍動として認められるようになる．つまり傍胸骨拍動があると，右室の拡大，肥大が存在すると言える．肺動脈拍動，左房拍動はいずれも，正常では認められない．肺動脈拍動が認められれば，肺高血圧を強く疑う．左房拍動の存在は，左房の拡大，左房圧の上昇を示唆する．

診察の手順，ポイント

　患者に臥位になってもらい診察を行う．視診，触診の順に行う．

視診（図1）

　心房中隔欠損症（ASD），Eisenmenger症候群などの幼少時から右室負荷がかかる先天性心疾患では，胸骨左縁が右室からの圧排のため膨隆していることがある．上から見下ろすような視線ではわずかな膨隆を見逃しやすいので，患者の足元に立ち下から覗き上げるように観察するとよい．

　図1aは心室中隔欠損によるEisenmenger症候群の患者である．矢印で示す胸骨左縁の膨隆が明らかである．図1bは同じ患者の胸部CTである．胸骨左縁が右室により持ち上がっている．後天性心疾患でも長期にわたって右室圧の上昇が続くと，この所見が認められる．図1cは重症僧帽弁逆流（MR）による肺高血圧が長期持続している患者であり，胸骨左縁の膨隆が認められる．

触診（図2）

　左室拍動は狭い範囲（ポイント）で触れるため触診には指腹を用いるが，右室拍動はより広い範囲（面）で触れるため，手掌を用いる．

　図2aのように胸骨左縁に手掌近位部を載せ，指を背屈する．自分の腕をテコのように利用することで，傍胸骨拍動の認識が容易になる．胸骨左縁では右室の前面を触知している．このやり方では，呼気時のほうが肺が縮小するため，右室拍動が触れやすい．これに対し，右室の下面の触診は図2bのように心窩部に指を押し込むようにして行う．この場合，吸気時のほうが横隔膜が下降するため，右室拍動が触れやすい．肺気腫に伴う肺性心では，横隔膜が通常より下降しているため，傍胸骨より心窩部で右室拍動が触れやすくなる．

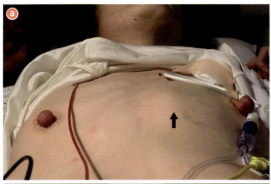
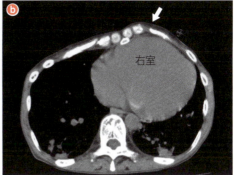
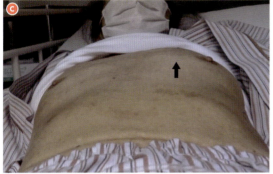

図1　右室負荷による胸骨左縁の膨隆

右室に長期負荷がかかると胸骨左縁が膨隆する（矢印）．患者の足元に立ち，下から覗き上げるようにすると膨隆が認識しやすい．
ⓐ 心室中隔欠損による Eisenmenger 症候群の患者．
ⓑ 同じ患者の胸部 CT を示す．
ⓒ 重症僧帽弁逆流（MR）のため，肺高血圧が長期持続している患者．

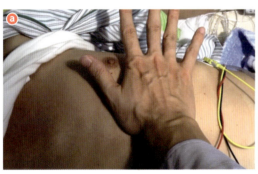
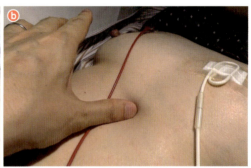

図2　右室拍動の触知 ▶

ⓐ 胸骨左縁に手掌近位部を載せ，指を背屈する．こうすると自分の腕をテコのように利用でき，傍胸骨拍動の認識が容易になる．胸骨左縁では右室の前面を触知している．
ⓑ 右室の下面の触診は，心窩部に指を押し込むようにして行う．右室の拍動により，指が収縮期に持ち上がる．

異常所見と鑑別診断

右室拍動：右室の拡大，肥大

　正常では右室拍動を触れることはなく，触知されれば，右室の拡大，肥大が存在する．正常では右室の収縮期圧は 30 mmHg 以下であり，これが 40 mmHg を超えると，右室拍動を触知しうるとされている．右室拍動は負荷のタイプにより，その触れ方が異なる（図3）．

・**右室容量負荷**：ASD に代表される右室容量負荷疾患では hyperkinetic な右室拍動が触れる．触診では収縮早期に鋭い拍動を触れる．
・**右室圧負荷**：抬起性の sustained な右室拍動が触知される．抬起性の右室拍動を触知する時，右室の収縮期圧は 60 mmHg 以上ある

とされる（神戸市立中央市民病院にいらした故・吉川純一先生は，傍胸骨拍動の触診のみで右室圧を当ててみせ，フェローを驚かせていたというが，そんな達人になりたいものである）．

なお，純粋な右室圧負荷だけでは右室拍動は目立たないことがあり，容量負荷も加わった状態のほうが右室拍動を触れやすくなる．

図4にMRから二次性肺高血圧症を生じた患者で認められた抬起性右室拍動を示す（図1cと同じ患者）．胸骨左縁に置いた聴診器が収縮期に持ち上がっているのがわかる．同部の拍動を記録すると拍動の持続時間が長く，抬起性の傍胸骨拍動であることがわかる．右心カテーテル検査では，肺動脈の収縮期圧は80 mmHgであった．

左房拍動：重症 MR

左房は心臓の後方に位置し，通常ではその拍動は触れない．しかし，重症MRで左房が拡大し，左房圧が上昇すると胸骨左縁で左房拍動を触知するようになる．左房が巨大になると左胸部の中央で拍動を触れることもある．図5aに示すように左房は背側の構造物であるが，重症MRで背中側に伝わった力（1の矢印）が脊柱で押し返され，左前胸壁に

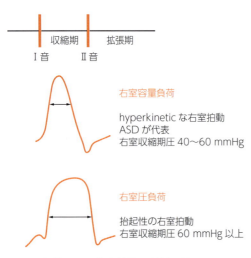

図3 負荷による右室拍動の性状の違い
心房中隔欠損症（ASD）に代表される右室容量負荷疾患では，hyperkineticな右室拍動が触知される．この場合，拍動の持続時間は長くない．右室の収縮期圧が60 mmHgを超える右室圧負荷疾患では，抬起性のsustainedな右室拍動が触知される．

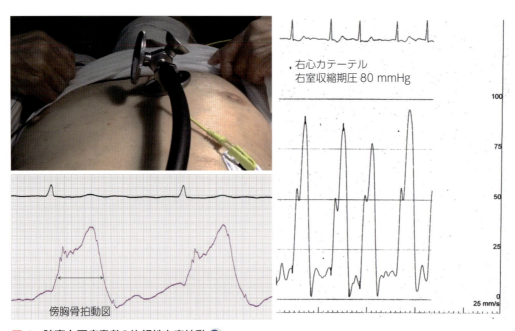

図4 肺高血圧症患者の抬起性右室拍動 ▶
MRから二次性肺高血圧症を生じた患者の傍胸骨拍動を示す．胸骨左縁に置いた聴診器が収縮期に持ち上がっている．右室拍動の持続時間は長く，抬起性の拍動である．右心カテーテル検査では，肺動脈の収縮期圧は80 mmHgであった．

[視診, 触診] 右室拍動, そのほかの拍動の診かた

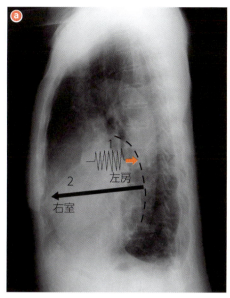
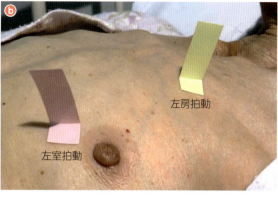

図5 重症MRの左房拍動
ⓐ 重症MRでは, 背側に伝わった圧力 (1の矢印) が脊柱で押し返され, 胸壁のほうへ戻ってくる (2の矢印). これを傍胸骨で拍動として触れる.
ⓑ 重症MR患者で認められた左房拍動を示す. 赤の付箋が心尖拍動の上に, 黄の付箋が胸骨左縁に置かれている. 赤の付箋のタイミングから若干遅れて, 黄の付箋が持ち上がっており, これは左房拍動と考えられる.

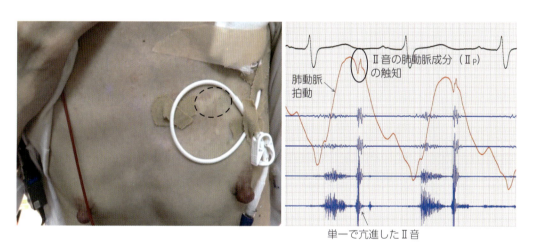

図6 肺動脈性肺高血圧症患者の肺動脈拍動
点線の丸で囲んだ領域に, 収縮期に持ち上がる拍動を認める. 同部を触診すると, 肺動脈拍動とともに亢進したⅡpを触知する. 拍動図のノッチの部分をⅡpとして触れている.

伝達される (2の矢印). これを傍胸骨拍動として触れる.

　左房拍動の触れる範囲は胸骨左縁であり, 右室拍動の領域と重なってくるため, 両者の鑑別は難しい. 特に重症MRでは右室圧も上昇するため, 左房拍動だけなのか, 左房拍動と右室拍動の重合なのか, 単なる右室拍動なのかの判別は非常に困難である. このような場合, 両手を用いた触診により鑑別を行う方法がある[1]. 検者の右手を心尖拍動の上に置き, 左手は胸骨左縁に置く. 胸骨左縁の拍動が右室拍動であれば, 心尖拍動 (左室の拍動) と同じタイミングで拍動を触れるはずである. 胸骨左縁の拍動が左房拍動の場合, 前述の理由により一旦リバウンドしてから触れるため, 心尖拍動より若干遅れたタイミング

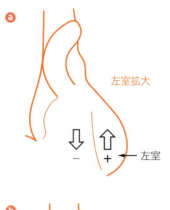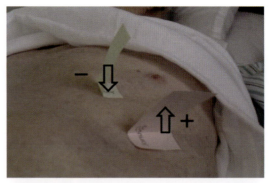
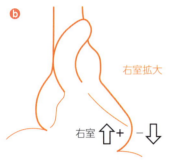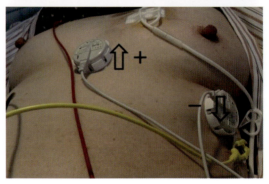

図7　右室拡大時の心尖の動き ▶
右室が拡大すると，通常は左室である心尖部を右室が占めるようになる．
ⓐ 心尖部が左室の時は，収縮期に心尖は前方に向かい，その内側部は陥凹する．
ⓑ これに対し右室が拡大し，心尖部を右室が占める時は，心尖の外側は収縮期に陥凹し，右室は胸壁に向かい前方運動する．

で拍動を触れる．

図5bに重症MR患者で認められた左房拍動の例を示す．赤の付箋が心尖拍動の上に，黄の付箋が胸骨左縁に置かれている．赤の心尖拍動のタイミングから若干遅れて，黄の付箋が持ち上がっており，傍胸骨拍動は左房拍動と考えられる．

肺動脈拍動：肺高血圧症

肺動脈は大動脈の前方に位置するが，正常では肺動脈圧が低いため（正常の平均肺動脈圧は20 mmHg以下），その拍動を触れることはない．肺動脈圧が上昇し，肺動脈が拡大してくると左第2,3肋間胸骨左縁ないしその外側で肺動脈拍動を触れるようになる．肺動脈が著明に拡大すると，左鎖骨中線近くで触れることもある．

肺動脈拍動の触診は，第2,3指の指腹で行う．肺高血圧が重症となると，肺動脈拍動とともにⅡ音の肺動脈成分（ⅡP）が触知できるようになる．ⅡPが触知できると，肺動脈の収縮期圧は70 mmHg以上あるとされている．図6に肺動脈性肺高血圧症患者で認められた肺動脈拍動を示す．図の点線の丸で囲んだ領域に収縮期に持ち上がる拍動を認める．同部を触診すると，肺動脈拍動とともに亢進したⅡPを触知する．心音を触れるという感覚は言葉で説明しにくいが，図の鋭い切れ込み（ノッチ）の部分を触れており，触診ではひっかかりとして認識される．

ピットフォールと注意点

・右室が著明に拡大すると，心尖部を右室が占めるようになる．この場合，左室による心

[視診，触診] 右室拍動，そのほかの拍動の診かた

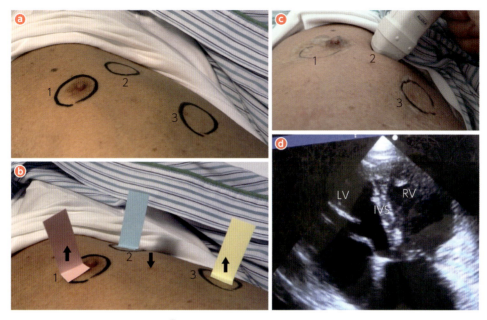

図8　両室拡大時の心尖の動き ▶
重症の三尖弁逆流症，MRにより両心室の拡大のある患者．
- ⓐ～ⓒ 1が右室の拍動，3が左室の拍動を示す．右室拍動，左室拍動は収縮期に前方運動する．その中間の2は心室間溝に相当し，収縮期に陥凹する．
- ⓒⓓ 心エコーのプローブを2の位置に置くと，直下に心室間溝が位置し，心室中隔の部は収縮期にプローブから遠ざかるのが確認される．IVS：心室中隔，LV：左室，RV：右室

尖拍動との鑑別が必要になる．通常は心尖部を左室が占めており，収縮期に心尖は胸壁に向かい前方運動する．心尖の内側部は収縮期に後方に向かい陥凹する〔図7a，本書「心尖拍動の診かた」(p21)の動画図8を参照〕．これに対し右室が拡大し心尖部を右室が占める時は，右室は胸壁に向かい前方運動する．この時，心尖である右室の外側部は収縮期に後方に向かい陥凹する（図7b）．つまり心尖の内側が収縮期に陥凹していれば心尖は左室であり，心尖の外側が収縮期に陥凹していれば心尖は右室であるということができる[2]．

- **両心室の拡大がある場合，拡大した右室，左室の両方が収縮期に胸壁に向かい，その間に位置する心室中隔の部分が収縮期に陥凹する**[2]．そのような例を図8に示す．患者は重症の三尖弁逆流症とMRを有しており，両心室の拡大がある．1の丸が右室の拍動，3の丸が左室の拍動を示す．右室，左室はともに収縮期に前方運動をしている．その中間の2の丸は両心室の間の心室間溝に相当し，同部は収縮期に陥凹している（図8a，b）．心エコーのプローブを2の丸の位置に置くと（図8c），プローブ直下に心室間溝が位置し，心室中隔の部は収縮期にプローブから遠ざかり陥凹しているのが確認される（図8d）．

- **肺動脈弁狭窄症などの純粋な右室圧負荷による右室の求心性肥大では，傍胸骨拍動は目立たないことが多い．**これに対し右室の容量負荷による右室遠心性肥大を生じるASDなどのほうが傍胸骨拍動を触れやすい．

- **右室肥大のために胸骨左縁が膨隆して変形すれば，右室拍動はむしろ触知しにくくなる．**

文献
1) Harvey WP：Cardiac pearls, pp204-205, Laennec Publishing, 1993
2) Perloff JK：Physical examination of the heart and circulation, pp127-156, People's Medical Publishing House, 2009

視診，触診

5 腹部，四肢の診かた
腹部触診で大動脈瘤のスクリーニングを行う

マークのついている図の動画・心音をご覧いただけます．
http://www.igaku-shoin.co.jp/prd/03235/

腹部の診察で何がわかるか

腹部の診察で，臍上部に拍動性の腫瘤を触知すれば腹部大動脈瘤（AAA）を疑う．AAAの患者数は人口高齢化に伴い増加している．最近の日本の多施設研究によれば，60歳以上の高血圧患者の4.1％にAAAを認めたと報告されており[1]，AAAはコモンな疾患である．このため，動脈硬化の危険因子を有する患者では，初診時にAAAがないかのスクリーニング目的で，腹部の触診をルーチンに行うべきである．

診察の手順，ポイント

患者に臥位になってもらい腹部の診察を行う．両膝を曲げ，腹壁の緊張をとる．

聴診
高血圧の患者，高安病の患者では腹部で血管雑音が聴取されないか確認する．

触診
腹部大動脈は，胸骨の剣状突起と臍の中間の部分で腎動脈を分枝し，臍の部付近で左右の腸骨動脈に分かれる．AAAが好発する部位は腎動脈下部であるため，臍よりも数cm頭側あたりを念入りに触診する．右手を臍上部に置き，腹部大動脈の拍動の有無を調べるが，拍動を認めたらそのサイズを確認する．このためには両手を使い，両側から腹部大動脈をはさみ込むようにし，その大きさを推定する．腹部大動脈の正常径は2.5 cm未満とされており，3 cmを超えるとAAAと考えられる．またAAAは腸骨動脈瘤を合併することが多く，臍部より下方の腹部の触診も行うようにする．腹部の診察では，右心不全で肝臓が腫大していないか調べるため肝臓の触診も行う．

異常所見と鑑別診断

腹部で認められる異常所見
AAA

AAAが巨大になると，視診で腹部大動脈が拍動しているのがわかることがある．触診では，AAAは臍上部から臍における拍動性の腫瘤として触れる（図1）．痩せた患者や腹筋の発達していない患者では，腹部大動脈の拍動を強く触知することがある．この場合，拍動の幅が拡大していなければ，AAAではない．

AAAは径が大きくなればなるほど破裂のリスクも増すため，そのサイズ推定が大事である．日本ではAAAの手術適応を径5 cm以上としている施設が多い．触診ではAAAに加え，皮膚と皮下組織も含めて触れており，実際の血管径より過大評価しがちな点に注意すべきである．臍の上部の正中線付近で拍動性腫瘤を触知すればまずAAAと考えてよいが，次に述べる肝拍動を鑑別する必要が

[視診, 触診] 腹部, 四肢の診かた

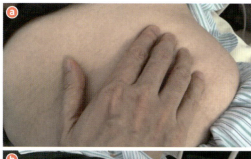
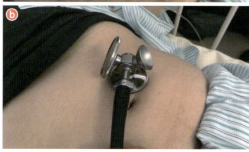
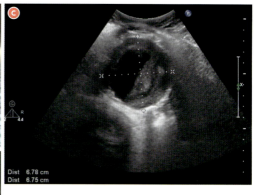

図1 腹部大動脈瘤（AAA）の拍動 ▶
ⓐ, ⓑ 臍の上部, 正中よりやや左側で AAA による拍動性腫瘤を触れる．
ⓒ エコーでは壁在血栓を伴う AAA を認め，その径は 67 mm であった．

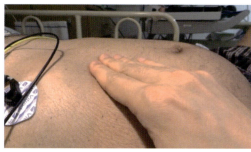
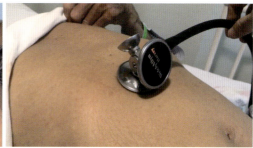

図2 三尖弁逆流による肝拍動 ▶
高度の三尖弁逆流症があると，収縮期に右室から右房，さらには下大静脈，肝静脈へと血液が逆流し，肝拍動が出現する．肝拍動は，右季肋部～心窩部にかけての広い範囲で収縮期陽性波として触知される．

ある．

肝拍動

高度の三尖弁逆流症があり，収縮期に右室から右房，さらには下大静脈，肝静脈へと血液が逆流すると肝臓が収縮期に拍動するようになる（図2）．AAA が臍周囲の正中やや左側で触れるのに対し，肝拍動は右季肋部～心窩部にかけての広い範囲で触知されることで AAA と鑑別可能である．

手で認められる異常所見

Marfan 症候群

Marfan 症候群は結合組織の異常を伴い，典型例では細く長いクモ状指を呈する．クモ状指のため，thumb sign（握り拳をつくった時に親指が飛び出る），wrist sign（手首を握った時に母指と小指が重なる）が陽性になる（図3）．

ばち指

チアノーゼ性の先天性心疾患を有する患者では，ばち指が認められる（図4）．ばち指の有無を判定する簡便な方法として，左右の指の背面を合わせ，爪床の間にダイヤモンド型の隙間ができるかどうか調べる方法がある．ダイヤモンドが見えるのが正常であるが（図4b），ダイヤモンド型の隙間ができない時，

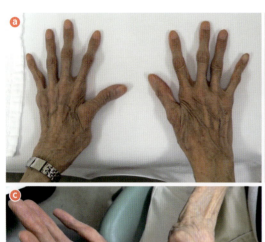
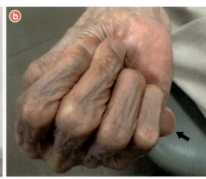
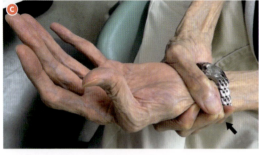

図3　Marfan症候群患者の指
ⓐ Marfan症候群患者で認められた細く長いクモ状指を示す．
ⓑ 握り拳をつくると母指が飛び出るthumb sign．
ⓒ 手首を握った時に母指と小指が重なるwrist signを認める．

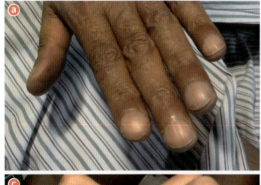
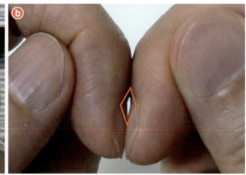
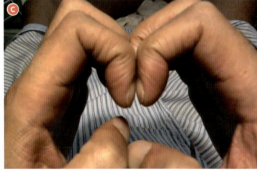

図4　ばち指
手指で認められたばち指を示す（ⓐ）．正常では指と指を合わせると，その間に図のようなダイヤモンド型の隙間ができるが（ⓑ），ばち指があるとダイヤモンドができない（ⓒ）．これをSchamroth signという．

ばち指ありと判定し，これをSchamroth signという（図4c）．

感染性心内膜炎（IE）

臨床的にIEを疑う状況では，Osler結節（指頭部にみられる紫色または赤色の有痛性皮下結節），Janeway発疹（手掌と足底の無痛性小赤色斑）が認められないか，積極的に探しにいくべきである．これらはIEのDuke

[視診, 触診] 腹部, 四肢の診かた

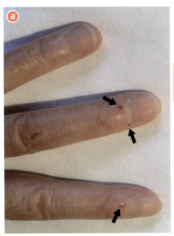
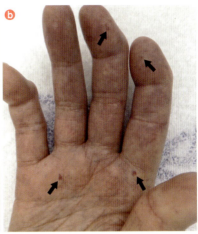

図5 膠原病患者の手
ⓐ 混合性結合組織病(MCTD)患者で認められた爪上皮の出血点.
ⓑ 限局性強皮症患者で認められた皮膚毛細血管拡張を示す.
肺高血圧症の患者で, 手にこのような所見を認めれば, 膠原病に伴う肺高血圧を強く疑う.

診断基準にも含まれており, 出現頻度は低いものの, 見つかればIEが存在する確率は非常に高くなる.

膠原病性肺高血圧症

肺高血圧の患者を診た時には, 強皮症, 混合性結合組織病(MCTD), 全身性エリテマトーデス(SLE)といった膠原病が原因の肺高血圧症でないかを評価するために, 指を詳細に観察する. 膠原病患者では, 爪の生え際である爪上皮に出血点を認めることがある(図5a). 限局性強皮症では皮膚毛細血管拡張を認める(図5b). 肺高血圧症の患者で, 手にこのような所見を認めれば, 膠原病に伴う肺高血圧を強く疑う.

足で認められる異常所見

下腿浮腫

下腿浮腫がある患者では, 前脛骨部を圧迫し, 凹みが元に戻るのにかかる回復時間(pit recovery time)を計測する. 40秒以上かかれば, 浮腫の原因は静水圧上昇であり, 心不全が疑われる. 40秒以内に浮腫が戻るfast edemaでは, ネフローゼ症候群などの低蛋

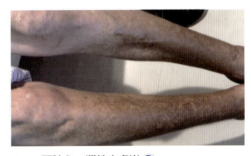

図6 下肢うっ滞性皮膚炎 ▶
長期にわたって下肢のうっ滞が続く患者では局所のヘモジデローシスを生じ, 下肢に茶色の色素沈着を認めることがある. 動画では, 圧痕浮腫も認める.

白血症が原因のことが多い.

下肢うっ滞性皮膚炎

長期にわたって下肢のうっ滞が続く患者では, 血管外に漏出した赤血球が分解されヘモジデリンを生じ, これが皮下に沈着するために下肢に茶色の色素沈着を認めることがある(図6). この所見があれば長期にわたる下肢うっ血があることを示唆し, 収縮性心膜炎, 肺高血圧症などの慢性右心不全患者で認められることが多い.

コレステロール塞栓症

動脈硬化の強い患者で, カテーテル検査や

心臓手術などの血管操作を伴う手技の後に腎機能が悪化した場合は，コレステロール塞栓症を疑う．コレステロール塞栓症では，図7に示すようなblue toeが認められる．ベッドに腰掛け，足を下ろした姿勢をしばらく保ってもらった後に観察すると，blue toeが認識しやすくなる．重症の下肢閉塞性動脈硬化症でも下肢の色調が青色となり本症との鑑別が必要となるが，コレステロール塞栓症は末梢の細いレベルの動脈閉塞であるため，足背動脈・後脛骨動脈は触知可能である．

アキレス腱肥厚

日本人では500人に1人の割合で家族性高コレステロール血症（FH）が存在すると言われており，65歳以下の心筋梗塞患者では1割以上がFHとする報告もある．アキレス腱の肥厚があればFHの可能性が高いため，虚血性心疾患者ではアキレス腱を診察すべきである．FH患者ではアキレス腱が厚く触れ，ゴツゴツした印象を受ける．

深部静脈血栓症

片方の下肢が急に腫大した時には，下肢の深部静脈血栓症を考える必要がある．皮膚の色調の変化を伴うことも多い（図8）．蜂窩織炎との鑑別が必要であるが，蜂窩織炎では局所の炎症所見が目立つ．

下肢の仮性肥大

拡張型心筋症が疑われる男性患者で，筋原

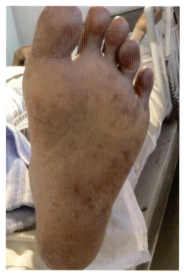

図7 コレステロール塞栓症
コレステロール塞栓症患者で認められたblue toe．ベッドに腰掛けてもらい，足を下ろした姿勢をしばらく保ってもらった後で観察すると，blue toeが認識しやすくなる．

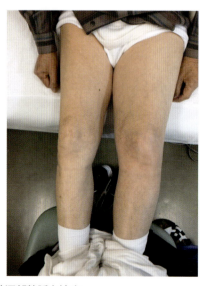 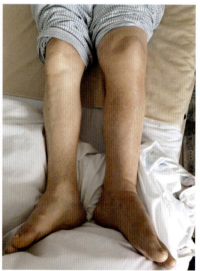

図8 下肢深部静脈血栓症
左総腸骨静脈〜膝下までの深部静脈血栓症を有する患者．左大腿以下が腫大し，紅斑を伴っている．左右差に注目してほしい．

性酵素であるCPKが持続的に上昇している場合は，Becker型筋ジストロフィーの心病変の可能性を考える．この場合，下肢の診察が大事になる．Becker型筋ジストロフィーでは，腓腹筋の仮性肥大の所見が認められる．視診では腓腹筋の筋肉が肥大して見えるが，実際は脂肪組織に置換されており（仮性肥大），触ると軟らかいのが本症の特徴である．

ピットフォールと注意点

AAAが存在するにもかかわらず，触診で瘤を認識できないことがある．肥満があり，腹囲が大きい症例では，AAAを触知しにくくなる．前述の日本の多施設研究では，身体診察で3 cm以上のAAAを見つけられる感度は52％と報告された[1]．AAAの径が増大すれば腹部触診の感度は増加し，4 cm以上のAAAに限れば75％であった．大きなAAAでは，触診により瘤が破裂しないか不安に思うが，触診の結果，瘤が破裂したとする症例報告はないとされている[2]．

文献

1) Fukuda S, et al：Multicenter investigations of the prevalence of abdominal aortic aneurysm in elderly Japanese patients with hypertension. Circ J 79：524-529, 2015
2) デヴィッド・L・サイメル，他（著），竹本毅（訳）：JAMA版論理的診察の技術．エビデンスに基づく診断のノウハウ，pp21-31，日経BP社，2010

心音の聴診

6 Ⅰ音，駆出音の聴きかた
僧帽弁狭窄症，大動脈二尖弁の診断に役立つ

マークのついている図の動画・心音をご覧いただけます．
http://www.igaku-shoin.co.jp/prd/03235/

Ⅰ音，駆出音で何がわかるか

Ⅰ音の亢進があれば，僧帽弁狭窄症（MS）を疑う．明瞭な駆出音を聴取すれば，大動脈弁・肺動脈弁の異常や大動脈・肺動脈の拡大を考える．若年者で大動脈駆出音が聴取される時は，先天性大動脈二尖弁を疑う．

Ⅰ音とⅡ音の聴き分け

心臓聴診に際し，最初に行うのはⅠ音とⅡ音の区別である（少し聴診に慣れると，無意識のうちにⅠ音，Ⅱ音を聴き分けている）．Ⅰ音とⅡ音の間が収縮期，Ⅱ音と次のⅠ音の間が拡張期になる．Ⅰ音とⅡ音を区別するには，以下の方法がある．

Ⅰ音とⅡ音 聴き分けのポイント
1) 頻脈でなければ収縮期は拡張期より短いことから，Ⅰ音とⅡ音の間隔がⅡ音と次のⅠ音の間隔より短い．
2) Ⅰ音は音調が低く低調で，音の持続が長い．これに対しⅡ音はⅠ音より高調で，音の持続が短い．
3) Ⅰ音は心基部より心尖部で，より大きく聴こえる．これに対しⅡ音は，心基部のほうが心尖部より大きく聴こえる．

Ⅰ音，駆出音発生の機序

心音の発生機序は，心臓の圧曲線と関連づけて理解する必要がある．図1は左心系の左室，左房，大動脈の3つの圧曲線と心音の関係を示している．

Ⅰ音：正常なⅠ音は僧帽弁，三尖弁の閉鎖に際して生じる音であり，それぞれⅠ音の僧帽弁成分（I_M），Ⅰ音の三尖弁成分（I_T）と表現される．I_Mは左室圧が左房圧を上回り，僧帽弁が閉鎖する時相で聴取される．

駆出音：大動脈性と肺動脈性がある．大動脈駆出音は左室圧が大動脈圧を上回り，大動脈弁が開放するタイミングで生じる．

Ⅰ音，駆出音を聴診する際のポイント

Ⅰ音 聴診のポイント
1) Ⅰ音が分裂していないか
2) Ⅰ音が亢進または減弱していないか

よく聴くと，Ⅰ音はしばしば分裂して聴取される．これはI_MとI_Tの分裂を聴いているのであり，異常ではない．通常はI_M，I_Tの順で聴取される．I_Mは広く前胸部で聴取され心尖部で大きい．I_Tは音量が小さくあまり目立たず，聴取される範囲も胸骨左縁〜心尖部に限られる．完全右脚ブロックでは，Ⅰ音の分裂がわかりやすい．Ⅰ音，Ⅱ音がともに幅広く分裂していたら，右脚ブロックの

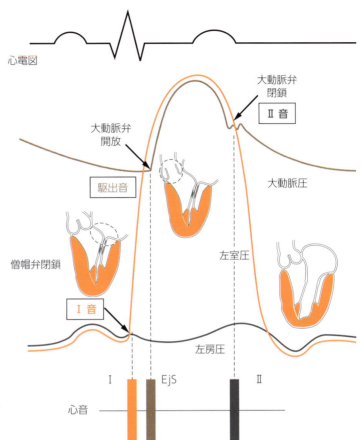

図1　I音，駆出音(EjS)と心内圧との関係

I音は左室圧が左房圧を上回り，僧帽弁が閉鎖する時相で聴取される（I_M）．駆出音は左室圧が大動脈圧を上回り，大動脈弁が開放するタイミングで生じる（大動脈駆出音）．II音は大動脈弁の閉鎖に関連して生じる．I音とII音の間が収縮期，II音と次のI音の間が拡張期となる．

存在を考える．I音の分裂に関し重要なことは，I_MとI_Tは，同じような音調の低調な音であり，その分裂間隔は広くないことである（$I_M + I_T$の組み合わせ）．

これに対し，I音が幅広く明瞭に分裂し，後半成分が高調な時は駆出音を考える（I_M＋駆出音の組み合わせ）．明瞭な駆出音は異常所見であり，後述する疾患がある時に聴取される．駆出音はその存在を意識して積極的に聴きに行かなければ，聴き逃してしまうことが多く，I音の後に駆出音を探そうと意識を集中することが必要となる．

次にI音が亢進していないか，減弱していないかに注意を払う．

異常所見と鑑別診断

I音の亢進

I音の大きさは，僧帽弁の硬化の程度，心電図のPQ間隔，左室の収縮性などに影響を受ける．I音が亢進している場合，鑑別診断としてMS，左房粘液腫，心房中隔欠損症を考える．

僧帽弁狭窄症（MS）

MSでは，僧帽弁が変性・硬化していること，僧帽弁が正常より高い圧で勢いよく閉鎖することにより，I音が亢進する．正常I音は鈍い音であるが，本症では鋭い高調な音となり，snappyなI音と形容される．I音が亢進すると，触診でI音を触れることもある．

図2にMS患者で認められたI音の亢進

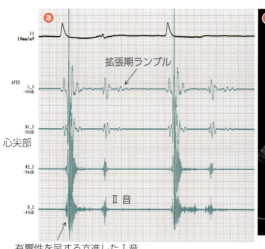
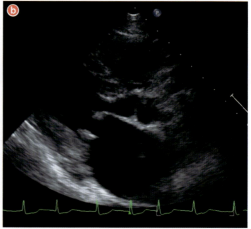

図2　僧帽弁狭窄症(MS)のI音亢進 ▶

心房細動を有する例で心尖部での記録．
ⓐ I音は亢進し，有響性を呈している．拡張期ランブルも聴取する．
ⓑ 心エコーでは，僧帽弁は拡張期にドーミングし，収縮開始に伴って勢いよく閉鎖している．
心房細動があり，I音の亢進を伴う時は，MSを疑う．

を示す．心房細動を有する例で心尖部での記録である．I音は亢進し，有響性を呈している．拡張期ランブルも聴取するが音量は小さく，本例でのMS診断の鍵はI音の亢進にある．心エコーでは，僧帽弁は拡張期にドーミングし，収縮開始に伴って勢いよく閉鎖している．心房細動患者ではI音が亢進していないかに注意を払い，I音が亢進していれば，MSの可能性を考慮すべきである．

Ebstein奇形

先天性心疾患であるEbstein奇形では，巨大な三尖弁が遅れて閉鎖するため，I_Tが大きく聴取され，sail soundと呼ばれる．この音は胸骨左縁下部で最もよく聴取され，楽音様，金属調の性質を有する．

図3にEbstein奇形の心音と心エコー図を示す．I音は分裂し，後半の成分(I_T)が前半の成分(I_M)より著明に大きく，I_Tはsnappyな性質を有する．心エコーでは三尖弁の右室側への落ち込みを認める．

房室ブロック

図4にWenckebach型第二度房室ブロックで認められたI音の亢進を示す．本例ではP波の直後のタイミングで補充収縮が出現した時に，亢進したI音が聴取される．これは以下の理由で説明される．

・補充収縮の直前では，P波に続く心房収縮のため僧帽弁は大きく開放している．
・補充収縮出現により左室収縮が開始し僧帽弁は閉鎖するが，最大開放位から閉鎖位へと勢いよく一気に閉鎖するためにI音は亢進する．

完全房室ブロックでも，心電図でP波の直後にQRS波が生じる時は，亢進したI音が聴取されcannon sound（大砲音）と呼ばれる．

I音の減弱

心筋梗塞，拡張型心筋症，左脚ブロックなどの疾患で左室の収縮性が低下すると，I音は減弱する．しかし，I音の低下から上記疾患を疑うことは少なく，その臨床的意義は高くない．頻度的には，PQ間隔が延長している時に，I音減弱に気付くことが多いと感じる．図5に第一度房室ブロックに伴うI音

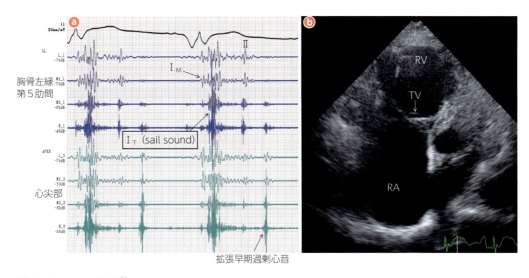

図3　Ebstein 奇形 ▶
ⓐ Ⅰ音は分裂し，後半の成分（I_T）が前半の成分（I_M）より著明に大きく，I_T は snappy な性質を有する．Ebstein 奇形では三尖弁閉鎖時に，楽音様，金属調の亢進したⅠ音が聴取され，sail sound と呼ばれる．
ⓑ 心エコーでは三尖弁の右室側への落ち込みを認める．
RA：右房，RV：右室，TV：三尖弁

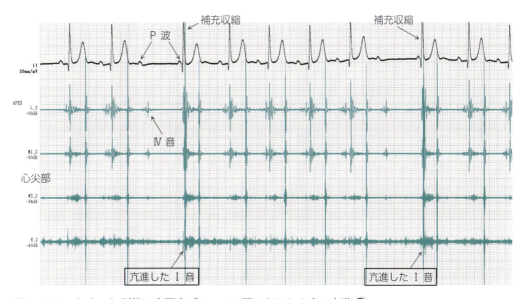

図4　Wenckebach 型第二度房室ブロックで認められたⅠ音の亢進 ▶
心電図では Wenckebach 型の第二度房室ブロックを認める．P 波の直後のタイミングで補充収縮が出現した時に，亢進したⅠ音が聴取される．

減弱を示す．本例では，PQ 間隔が 0.28 s と延長している．QRS に続き左室収縮が開始するが，この時点で P 波から時間が経過しているため僧帽弁はすでに閉鎖しかかっており，弁の閉鎖の勢いは失われⅠ音は減弱する．

駆出音

聴診でⅠ音が明瞭に分裂し，後半成分が高調ではっきりと聴取される時は，Ⅰ音＋駆出音を考える．心基部では I_T が聴取されることはないため，心基部でⅠ音が明瞭に分裂し

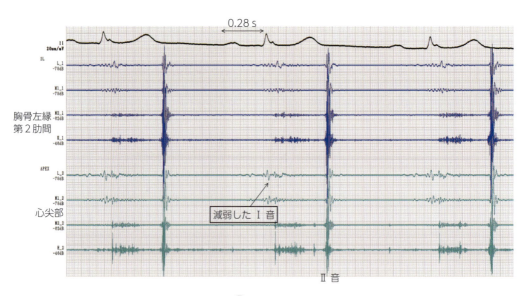

図5　第一度房室ブロックに伴うⅠ音の減弱 ▶

第一度房室ブロックがあるため，PQ間隔が0.28sと延長している．QRSに続き，左室収縮が開始するが，P波から時間が経過しているため僧帽弁はすでに閉鎖しかかっており，弁閉鎖の勢いは失われⅠ音は減弱する．

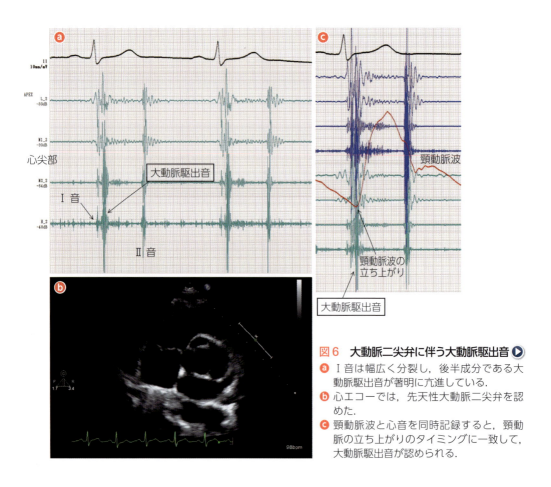

図6　大動脈二尖弁に伴う大動脈駆出音 ▶

ⓐ Ⅰ音は幅広く分裂し，後半成分である大動脈駆出音が著明に亢進している．
ⓑ 心エコーでは，先天性大動脈二尖弁を認めた．
ⓒ 頸動脈波と心音を同時記録すると，頸動脈の立ち上がりのタイミングに一致して，大動脈駆出音が認められる．

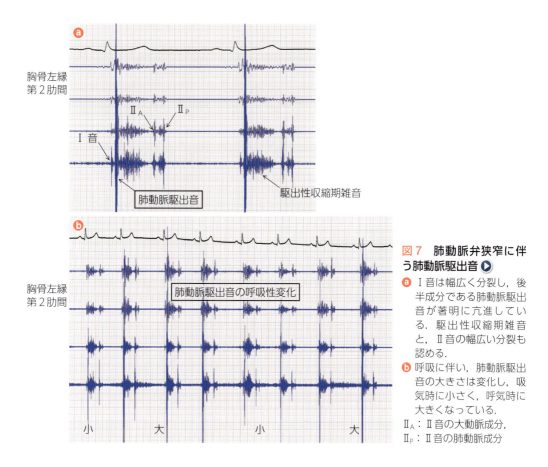

図7 肺動脈弁狭窄に伴う肺動脈駆出音
ⓐ Ⅰ音は幅広く分裂し，後半成分である肺動脈駆出音が著明に亢進している．駆出性収縮期雑音と，Ⅱ音の幅広い分裂も認める．
ⓑ 呼吸に伴い，肺動脈駆出音の大きさは変化し，吸気時に小さく，呼気時に大きくなっている．
$Ⅱ_A$：Ⅱ音の大動脈成分，$Ⅱ_P$：Ⅱ音の肺動脈成分

て聴こえる場合は，駆出音を疑う．駆出音は，大動脈弁，肺動脈弁の開放に伴い生じる病的な心音であり，大動脈駆出音と肺動脈駆出音がある．駆出音が聴取された場合，大動脈弁ないし肺動脈弁の狭窄，大動脈ないし肺動脈の伸展・拡大を考える．

大動脈駆出音：大動脈弁の器質的異常（先天性大動脈二尖弁，大動脈弁狭窄，大動脈弁硬化），上行大動脈の拡大（動脈硬化，上行大動脈瘤），高血圧で出現

大動脈駆出音は，心尖部から心基部にわたって聴かれ，その大きさは呼吸の影響を受けない．

図6に大動脈二尖弁に伴う駆出音を示す．Ⅰ音は幅広く分裂し，後半成分である駆出音が著明に亢進している（図6a）．心エコーでは左右に開放するタイプの二尖弁を認めた（図6b）．頸動脈波と心音を同時記録すると，頸動脈の立ち上がりのタイミングに一致して，大動脈駆出音が認められる（図6c）．本例では有意な大動脈弁狭窄はなく収縮期雑音の音量も小さい．駆出音の存在は大動脈二尖弁を疑うきっかけとなるため，この音を聴取する臨床的意義は大きい．

肺動脈駆出音：肺動脈弁狭窄，肺高血圧症，肺動脈の拡大で出現

肺動脈駆出音は，左第2または第3肋間で最強であり，大動脈駆出音と異なり，その大きさは呼吸による影響を受ける．すなわち肺動脈駆出音は呼気時に明瞭となり，吸気時に減弱ないし消失する．一般に右心系の音は吸気時に大きくなるという特徴を有するが（Rivero-Carvallo徴候），この原則の唯一の例外が肺動脈駆出音であり，この音は吸気時に減弱する．

図7に肺動脈弁狭窄に伴う肺動脈駆出音

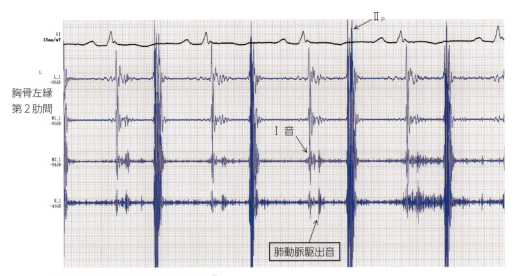

図8 肺高血圧症に伴う肺動脈駆出音 ▶
Ⅰ音は幅広く分裂しており，後半成分が肺動脈駆出音である．肺高血圧症のためⅡₚが有響性を示し著明に亢進している．肺動脈弁狭窄と異なり，肺高血圧では肺動脈駆出音の呼吸に伴う音量変化は目立たない．

を呈示する．Ⅰ音は幅広く分裂し，後半成分が著明に亢進している．また弁狭窄に伴う駆出性収縮期雑音と，Ⅱ音の幅広い分裂も認める（図7a）．呼吸に伴って肺動脈駆出音の音量は大きく変化し，吸気時に小さく，呼気時に大きくなっている（図7b）．この理由については文献1）を参照されたい．

肺高血圧症患者では高率に肺動脈駆出音が聴取されるが，肺動脈弁狭窄と異なり，呼吸に伴う駆出音の音量変化は目立たない[1]．肺高血圧に伴う肺動脈駆出音を図8に示す．Ⅰ音は幅広く分裂しており，後半成分が肺動脈駆出音である．肺高血圧のためにⅡ音の肺動脈成分（Ⅱₚ）が有響性を示し著明に亢進している．

ピットフォールと注意点

・駆出音を聴取した場合，聴診所見のみで，それが大動脈性か肺動脈性か区別するのが難しいことがある（特に高血圧に伴う大動脈駆出音と肺高血圧に伴う肺動脈駆出音の鑑別）．この場合，心尖拍動，傍胸骨拍動，頸静脈拍動などのほかの所見を加味して総合的に判断する必要がある．

・先天性大動脈二尖弁であっても，重症の大動脈弁狭窄症を生じ弁の可動性が極端に低下すると駆出音は消失する．

・Ⅰ音の亢進はほとんどのMSで認められるが，僧帽弁の可動性が低下するような重症のMSではⅠ音は減弱する．

・I_Mが減弱ないし消失した場合，駆出音をⅠ音と誤認してしまうことがある．

文献
1）山崎直仁，他：デジタル心音図との対比で学ぶ心臓の聴診，pp151-154，金芳堂，2011

心音の聴診

7 Ⅱ音の聴きかた
脚ブロック，肺高血圧症の診断に役立つ

マークのついている図の動画・心音をご覧いただけます．
http://www.igaku-shoin.co.jp/prd/03235/

Ⅱ音で何がわかるか

　Ⅱ音分裂の異常を聴きとることが，脚ブロック，心房中隔欠損症の診断の契機となる．Ⅱ音の肺動脈成分亢進があれば，肺高血圧症の存在が強く疑われる．

Ⅱ音の発生，分裂の機序

　Ⅱ音は大動脈成分$Ⅱ_A$と肺動脈成分$Ⅱ_P$の2成分からなり，$Ⅱ_A$は大動脈弁閉鎖，$Ⅱ_P$は肺動脈弁閉鎖に関連して生じる(図1)．正常では，Ⅱ音は$Ⅱ_A$，$Ⅱ_P$の順で聴取される（アルファベット順と記憶すればよい）．吸気時には$Ⅱ_A$と$Ⅱ_P$の間隔が広くなりⅡ音は分裂し，呼気時には$Ⅱ_A$と$Ⅱ_P$が重なり単一となる．これをⅡ音の正常呼吸性分裂と呼ぶ．息を吸った時(inspire)に，分裂が増加する(increase)と覚えるとよい．吸気時にⅡ音が分裂する機序は以下の理由で説明されている．
・吸気時には胸腔内が陰圧になり右室への静脈還流が増加するため，右室からの拍出量は増加する．
・また，吸気に伴い肺血管が拡張し肺血管のキャパシタンスが増加するため，右室から肺動脈への血液駆出が完了するまでの時間が長くなり，$Ⅱ_P$が後ろに移動する．
・一方で，拡張した肺血管床に血液がプーリングされるため，左室への還流量は減り，左室から大動脈への血液駆出は早く終わり，$Ⅱ_A$は前に移動する．
・上記の結果，$Ⅱ_A$と$Ⅱ_P$の分裂間隔が広くなる．呼気時には逆の変化が生じ，$Ⅱ_A$は後ろに，$Ⅱ_P$は前に移動し，Ⅱ音は単一となる．

Ⅱ音を聴診する際のポイント

　Ⅱ音を聴く時には，①Ⅱ音の分裂動態，②$Ⅱ_A$，$Ⅱ_P$の亢進または減弱に注意を払う．肺循環系は体循環系に比べ低圧系であり，$Ⅱ_P$の音量は小さく，$Ⅱ_P$が聴取される範囲は左第2～第3肋間に限定される．これに対し，$Ⅱ_A$はすべての聴診領域で聴かれる．

> **Ⅱ音の分裂**：評価の際には，左第2～第3肋間に膜型の聴診器をしっかり押し当てる．こうすることにより，低調成分がカットされ，Ⅱ音分裂が聴きとりやすくなる．また過度の深呼吸ではなく，普通に近い呼吸をさせ，Ⅱ音の分裂様式を評価することも大切である．
> **$Ⅱ_A$，$Ⅱ_P$**：Ⅱ音分裂に続き，$Ⅱ_A$，$Ⅱ_P$の大きさを評価する．正常ではすべての聴診領域で，$Ⅱ_A$の音量が$Ⅱ_P$より大きい．よって正常なⅡ音の音量は，前半成分＞後半成分ということになる．Ⅱ音の後半成分が前半成分より大きい場合は異常であり，後述の肺高血圧症か，Ⅱ音の奇異性分裂を考える必要がある．

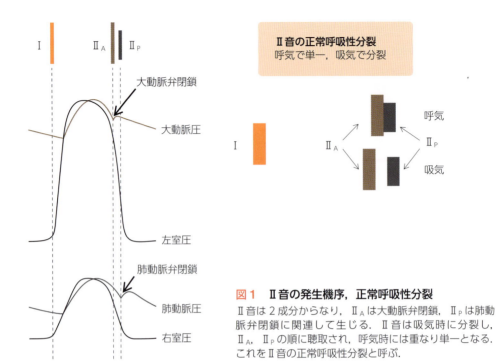

図1　Ⅱ音の発生機序，正常呼吸性分裂
Ⅱ音は2成分からなり，Ⅱ$_A$は大動脈弁閉鎖，Ⅱ$_P$は肺動脈弁閉鎖に関連して生じる．Ⅱ音は吸気時に分裂し，Ⅱ$_A$，Ⅱ$_P$の順に聴取され，呼気時には重なり単一となる．これをⅡ音の正常呼吸性分裂と呼ぶ．

若年者ではⅡ音の分裂は聴取しやすいが，高齢者ではⅡ音は分裂せず，吸気でも単一に聴こえることが大多数である．高齢者ではっきりとⅡ音が分裂して聴取されれば，異常と考えたほうがよい．

異常所見と鑑別診断

Ⅱ音の病的呼吸性分裂：完全右脚ブロック（CRBBB）

Ⅱ音が呼気時にも単一にならず分裂して聴かれ，吸気時にさらに分裂間隔が広くなる時，Ⅱ音の病的呼吸性分裂という．病的呼吸性分裂が聴かれる疾患の代表は完全右脚ブロック（CRBBB）である．CRBBBでは右室の収縮開始が遅れ，肺への血液駆出が終了するのが遅くなるためⅡ$_P$が後ろに移動し，Ⅱ音は病的呼吸性分裂を示す．左房−左室間に副伝導路の存在するA型のWolff-Parkinson-White（WPW）症候群でもCRBBBと同様の理由で，病的呼吸性分裂を示す．また，僧帽弁逆流症や心室中隔欠損症でもⅡ音の病的呼吸性分裂を生じる．これは各々，左房への逆流，右室へのシャントの存在により，左室からの大動脈への血液駆出が早く完了し，Ⅱ$_A$が前方に移動することによる．

図2にCRBBB患者でみられたⅡ音の病的呼吸性分裂を示す．

Ⅱ音の固定性分裂：心房中隔欠損症（ASD）

吸気と呼気とでⅡ音の分裂間隔が変化せず一定である時，Ⅱ音の固定性分裂という．心房中隔欠損症（ASD）に特徴的な聴診所見として有名である．ASDでⅡ音固定性分裂が生じる機序は，以下のとおりである．吸気時には右心への静脈還流が増加し，右房圧が上昇する．ASDでは，吸気に伴うこの還流増加分は，右房圧上昇に伴ってASDを介する左房から右房へのシャント血流が減少するため相殺され，結果として右室から肺動脈への拍出量は吸気で増加しない．そのため，Ⅱ音の分裂間隔は一定となる．

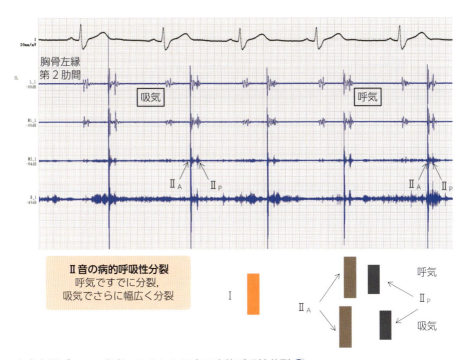

図2　完全右脚ブロック患者でみられたⅡ音の病的呼吸性分裂

Ⅱ音は幅広く分裂しており，呼気時にも単一にはならない．吸気時には，さらに分裂間隔が広くなっている．これを病的呼吸性分裂と呼ぶ．Ⅱ音の前の成分（Ⅱ$_A$）の大きさが，後ろの成分（Ⅱ$_P$）より大であることに注目．

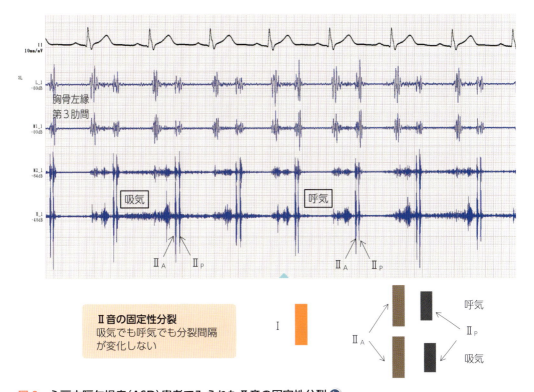

図3　心房中隔欠損症（ASD）患者でみられたⅡ音の固定性分裂

呼気時，吸気時ともⅡ音は分裂している．Ⅱ$_A$とⅡ$_P$の分裂間隔は呼吸に伴ってほとんど変化しておらず，固定性分裂を示す．

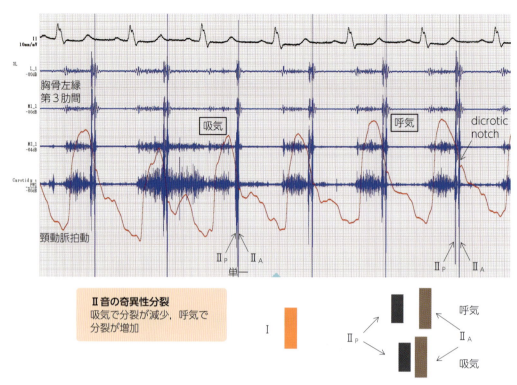

図4　完全左脚ブロック患者でみられたⅡ音の奇異性分裂

Ⅱ音は吸気時には単一で，呼気時に分裂しており，正常とは逆の奇異性分裂を呈している．Ⅱ音の後の成分（Ⅱ$_A$）の音量が，前の成分（Ⅱ$_P$）より大きいことに注目．頸動脈拍動の切れ込みである dicrotic notch は大動脈弁閉鎖のタイミングで生じるが，心音図でⅡ音後方の成分と時相が一致していることから，こちらがⅡ$_A$と判定可能である．

図3にASD患者でみられたⅡ音の固定性分裂を示す．Ⅱ$_A$とⅡ$_P$の分裂間隔は呼吸に伴ってほとんど変化しておらず，固定性分裂を示している（心音図では吸気時に分裂間隔が若干広くなっているが，変動は小さく固定性分裂としてよい）．

なお，ASDの全例で固定性分裂が認められるわけではなく，Ⅱ音の固定性分裂がないからといってASDは否定できない．また，Ⅱ音の固定性分裂はASDに特異的なわけでもない．例えば，心不全患者で右心機能が低下している時は，静脈還流量が増えても心拍出量は増加しえないため，Ⅱ音はしばしば固定性分裂を示す．

Ⅱ音の奇異性分裂：完全左脚ブロック（CLBBB）

正常とは逆に，吸気時にⅡ音の分裂間隔が減少し，呼気時に分裂間隔が広くなる時，Ⅱ音の奇異性分裂という．奇異性分裂はⅡ音が，Ⅱ$_P$，Ⅱ$_A$と正常とは逆の順番で並んでいるために生じる．奇異性分裂では，正常とは異なり，Ⅱ音の後ろの成分（Ⅱ$_A$に相当）の音量が前の成分（Ⅱ$_P$に相当）より大きくなる．完全左脚ブロック（CLBBB）ではⅡ音の奇異性分裂がみられる．これは左室の収縮開始が遅れるために，大動脈への血液駆出が終了するのが遅くなり，Ⅱ$_A$が後ろに移動するためである．

図4にCLBBB患者でみられたⅡ音の奇異性分裂を示す．Ⅱ音は吸気時に単一となり，呼気時に分裂している．頸動脈拍動の切れ込

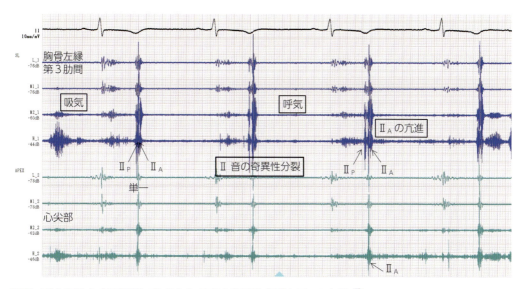

図 5　高血圧性心疾患患者でみられたⅡ音の奇異性分裂とⅡ_Aの亢進
Ⅱ音は呼気時に分裂し，吸気時にはその間隔が短くなり，奇異性分裂をしている．心音図でみると，胸骨左縁第 3 肋間のⅡ音後方成分は，心尖部のⅡ音（Ⅱ_A）と時相が一致しており，Ⅱ_Aと判定できる．Ⅱ_Pは心尖部では認められないことに注意．Ⅱ_Aは亢進し，有響性を示している．

みである dicrotic notch は大動脈弁閉鎖のタイミングで生じる．図 4 で dicrotic notch は，Ⅱ音後方の成分と時相が一致しており，こちらがⅡ_Aと判定することができる．

B 型の WPW 症候群でも CLBBB と同様の理由で，Ⅱ音は奇異性分裂を示す．また左室駆出時間が延長し，Ⅱ_AがⅡ_Pより後に移動するような病態でも，Ⅱ音は奇異性分裂を示す．例えば大動脈弁狭窄症（AS）では，左室後負荷が増加するために左室から大動脈への駆出が終了するのが遅れ，Ⅱ音はしばしば奇異性分裂を示す．ただし，聴診で AS の奇異性分裂を指摘できることは稀で，心音図を記録して初めて明らかになることのほうが多い．これは AS では雑音の音量が大きくⅡ_Pが雑音内に埋もれてしまい，Ⅱ_Aも減弱していることが多いため，Ⅱ音分裂の聴きとりが難しいことによる．高血圧性心疾患でも左室の後負荷増加により，左室駆出時間が延長し，Ⅱ音が奇異性分裂を示すことがある．そのような例を図 5 に示す．

Ⅱ_Aの亢進：高血圧

Ⅱ_Aが強く聴取される時にⅡ_A亢進と判定するが，Ⅱ_Aの強さは他と比較する指標がないことから，その判断にはある程度主観が入る．しかしⅡ音が楽音様となり有響性を有していれば，亢進ありと判断してよい．高血圧症が長期続くと，Ⅱ_Aは亢進し，「ブーン」と響くように聴取され，タンブール tambour と表現される（タンブールとは太鼓のこと，タンバリンと語源は同じ）．

図 6 に高血圧患者でみられたⅡ_Aの亢進を示す．現在は血圧がコントロールされている人でも，長期の高血圧により大動脈の拡大や硬化性変化，大動脈弁の器質的変化を生じている場合には，Ⅱ音の有響性変化は残存し，過去に高血圧の病歴があったことが類推可能である．

Ⅱ_Aの減弱：低血圧，重症 AS

血圧が低いとⅡ_Aは減弱する．Ⅱ_Aの減弱は，AS の重症度評価にも役立つ．Ⅱ_Aが減弱していれば，AS は重症である．これは大動

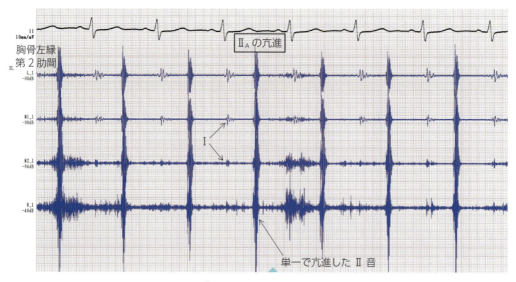

図6　高血圧患者でみられたⅡ_Aの亢進 ▶

Ⅱ音は著明に亢進して有響性を示し，tambour second heart sound と呼ばれる．呼吸をさせての記録であるが，Ⅱ音の分裂は明らかでない．

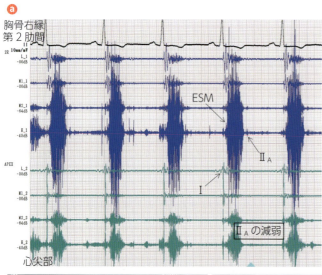

図7　重症大動脈弁狭窄症（AS）患者でみられたⅡ_Aの減弱 ▶

ⓐ ASの荒々しい駆出性収縮期雑音（ESM）を聴取する．Ⅱ_Aは心音図上では認められるが，聴診で認識するのは困難であり，著明に減弱している．

ⓑⓒ 心エコーでは大動脈弁の可動性は低下しており，very severe AS を認めた．

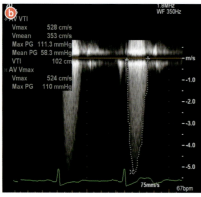
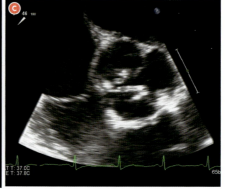

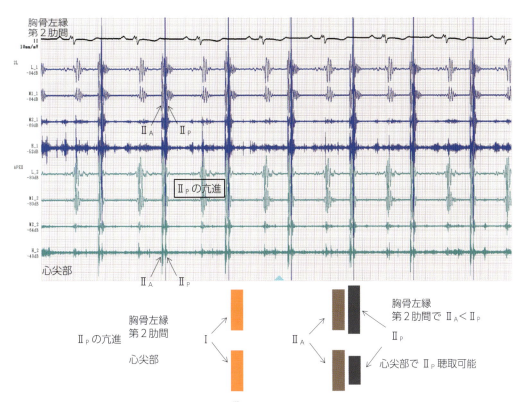

図8 肺高血圧症患者でみられたⅡ_Pの亢進 ▶

呼気止めでの記録．胸骨左縁第2肋間で，Ⅱ_PはⅡ_Aより著明に大である．心尖部でもⅡ_Pが聴取されている．以上から，Ⅱ_Pは亢進していると判定でき，肺高血圧症を疑うことが可能である．

脈弁の可動性が低下し，弁閉鎖に伴うエネルギーが小さくなったことを反映している．ただし逆は真ならず，重症ASでもⅡ_Aが減弱していないことはある（特に先天性大動脈二尖弁に伴うASの場合）．

図7に重症AS患者でみられたⅡ_Aの減弱を示す．Ⅱ_Aは心音図上では認められるが，聴診で認識するのは困難であり，著明に減弱している．

Ⅱ_Pの亢進：肺高血圧症

Ⅱ_Pの亢進は，肺高血圧症を示唆する大変重要な聴診所見である．以下の所見が聴診で認められる場合，Ⅱ_Pの亢進ありと判定する．
1) Ⅱ_Pが胸骨左縁第2～3肋間でⅡ_Aより大きく，Ⅱ_A＜Ⅱ_Pとなっている時
2) 通常ではⅡ_Pが聴取されない心尖部で，Ⅱ_Pが聴取される時

図8に肺高血圧症患者でみられたⅡ_Pの亢進を示す．Ⅱ_Pが亢進している場合，Ⅱ音の分裂様式により，肺高血圧症の原因疾患が推定可能なことがある．肺塞栓症では，Ⅱ音が幅広く分裂し，Ⅱ_Pが亢進していることが多い．一方，特発性肺動脈性肺高血圧症（IPAH）や結合組織病に伴う肺動脈性肺高血圧（CTD-PAH）ではⅡ音は分裂せず，単一となることが多い．

Ⅱ_Pの減弱

肺動脈弁狭窄症で認められる．

ピットフォールと注意点

・Ⅱ音が非常に幅広く分裂している時は，吸

気・呼気での分裂間隔の差を聴診で聴き分けるのが困難となり，病的呼吸性分裂なのか，固定性分裂なのかの判断が難しいことがある．
・Ⅱ音の分裂間隔は先行RR間隔の影響を受けるために，ASDのⅡ音の固定性分裂は，心房細動時には判定ができなくなる．
・ASDなどの右室容量負荷疾患では，肺高血圧が存在しなくても，心尖部でⅡ$_P$を聴取することがある．これは心尖部を右室が占めるために生じる．

Topics 身体診察が上手になるには？

　身体診察が上手になるには，日々の臨床で患者を診察することを繰り返し，経験を重ねていくしかない．ここで大事なのは，賢く経験を積むことである．そのためには，一例一例を大事にし，経験した症例を自分の糧としなくてはならない．診察しっぱなしではダメで，自分のとった身体所見が正しいか，見逃した所見がなかったかにつき，フィードバックを受け，修正を加えていく必要がある．問題を解きっぱなしで答え合わせをせず，正解かどうかわからないままにしていると，成績が伸びないのと同じである．適切なフィードバックを受けるには，身体診察に熟練した指導医と一緒に回診し，ベッドサイドで教えてもらうのが一番である．そのような指導医が周りにいない場合は，毎年秋に神戸で開催されている循環器Physical Examination講習会へ参加されることをお勧めする．

　聴診の上達には，心音図が役立つ．心音図は，聴診所見を客観化したものである．心臓の聴診はある意味，音楽であり，心音図はその楽譜であるということができる．音楽(心音)を繰り返し聴き，楽譜(心音図)をみることを繰り返せば，心音を聴き分ける力は著明に向上する．本書では心音図を掲載しており，これを見ながら繰り返し聴診するようにしてほしい．

　心音計がない病院では，心エコー図を利用するとよい．大動脈弁狭窄症(AS)などは，この方法でトレーニングすることができる．心エコー検査の前にまず診察し，ASの重症度を予測する．これを，エコー検査で得られた客観的なASの重症度指標と比較する．そして検査終了後に再度聴診を行い，自分の診察所見を修正し，キャリブレーションを行う．

　最後に，一言．「好きこそ物の上手なれ」という言葉があるが，興味を持って取り組めば，上達のスピードが速い．身体診察は楽しいものであり，physicalを好きになることが，一番大事だと思う．

心音の聴診

8 Ⅲ音の聴きかた
病的Ⅲ音を聴けば心不全で血液うっ滞状態にあることがわかる

マークのついている図の動画・心音をご覧いただけます．
http://www.igaku-shoin.co.jp/prd/03235/

Ⅲ音で何がわかるか

　Ⅲ音は，若年者で心機能の良好な活きの良い心臓で聴取される場合（生理的Ⅲ音）と，心機能が低下し心不全の状態にある元気のない心臓で聴取される場合（病的Ⅲ音）とがある．病的Ⅲ音から，心不全の血行動態，特に血液うっ滞に関する情報が得られる．

Ⅲ音の発生機序

　Ⅲ音は，拡張早期の急速流入期に聴取される（図1）．僧帽弁が開放し，左房から左室へ血液が急速に流れ込んできている時に左室心筋の伸展が急激に減速し，流入血液が心筋壁にぶつかり左室が振動することでⅢ音が生じると考えられている．ハンカチを両手で持ち，勢いよく左右に引っ張ると，「パン」という音がするが，Ⅲ音はそのイメージである．Ⅲ音のタイミングは，心尖拍動図の急速流入波（rapid filling wave）に一致し，心エコーでは僧帽弁流入波形の拡張早期波（E波）のピーク付近に出現する．

Ⅲ音を聴診する際のポイント

　Ⅰ音，Ⅱ音が弁の閉鎖に関連した高調な音であるのに対し，Ⅲ音は心臓の筋肉から生じる低調な音である．そのためⅢ音は，Ⅰ音Ⅱ音の「ピシッ」という鋭い感じではなく，「ズン」，「ドン」という鈍い感じの鼓膜の振動として認知される．神戸のみどり病院の室生卓先生は，Ⅲ音の特徴として，「①低音である，②心尖部でのみ聴こえる，③左側臥位でよく聴こえる」の3原則を提唱している[1]．この原則を踏まえたⅢ音の聴きかたの手順を以下に示す．

Ⅲ音の聴きかたの手順

1) 触診で心尖拍動の位置を探す．病的Ⅲ音が聴こえる心臓は心拡大があり，心尖拍動を触れることが多い．時には，Ⅲ音を急速流入波として触知することもある（手で触れるⅢ音，図2）．
2) 心尖拍動の真上に，ベル型の聴診器を軽く載せる．ベルを強く押し当ててはダメで，空気のシールをつくる感じで軽く置くようにする．
3) Ⅲ音のタイミングを予測してⅢ音を聴きにいく．頭のなかでリズムをとりながら，Ⅲ音が聴取される時相である「Ⅰ-Ⅱ-ha（ワン-トゥ-ハ）」の「ハ」のタイミングに意識を集中する．
4) 左側臥位をとらせ，心尖拍動の位置を再確認し（左側臥位では心尖拍動は外側に偏位するため），拍動上にベルを置きⅢ音を探しにいく．Ⅲ音が聴取されるかどうかは，心尖と胸壁との距離に影響される．左側臥位をとると心尖が胸壁に近づくために，臥位で聴取されなかったⅢ音が聴こえだすことは，

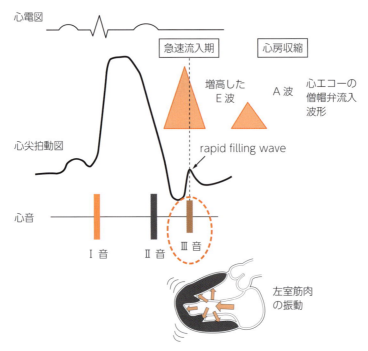

図1　Ⅲ音の発生機序
Ⅲ音は，拡張早期の急速流入期に聴取される．僧帽弁開放とともに左室内に流れ込んできた血液が壁にぶつかり，左室心筋が振動することでⅢ音が発生する．Ⅲ音のタイミングは，心尖拍動図の急速流入波（rapid filling wave）に一致し，心エコーでは僧帽弁流入波形の拡張早期波（E波）のピーク付近に出現する．

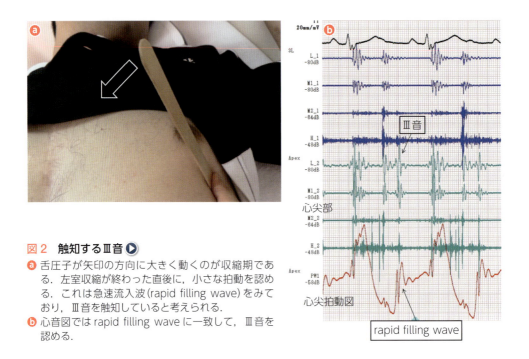

図2　触知するⅢ音
ⓐ 舌圧子が矢印の方向に大きく動くのが収縮期である．左室収縮が終わった直後に，小さな拍動を認める．これは急速流入波（rapid filling wave）をみており，Ⅲ音を触知していると考えられる．
ⓑ 心音図ではrapid filling waveに一致して，Ⅲ音を認める．

[心音の聴診] Ⅲ音の聴きかた

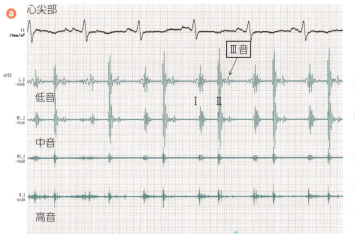

図3 心不全で聴かれる病的Ⅲ音
ⓐ 拡張型心筋症患者で聴かれた病的Ⅲ音．Ⅲ音は心尖の低音部において認められる．
ⓑ エコーでは，左室は拡大し，収縮性が低下している．
ⓒ 僧帽弁流入波形はE＞Aで拘束型を示している．
なお，左室収縮性低下のため，Ⅰ音は減弱している．

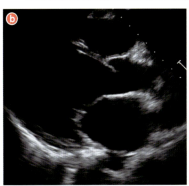
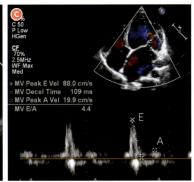

しばしば経験される．左側臥位でのⅢ音聴取率は臥位に比べ2倍になるとする報告もある．

Ⅲ音が聴取される疾患・状態

心不全のⅢ音（病的Ⅲ音）

心不全ではⅢ音が出現する．FraminghamのうっⅢ性心不全診断基準の大項目にはⅢ音が含まれており（Ⅳ音は含まれていない），Ⅲ音聴取は心不全が存在する確率を大きく上げる．また，Ⅲ音聴取は，頸静脈圧上昇とともに心不全患者の死亡，心不全入院を増加させる独立した危険因子である[2]．Ⅲ音聴取は，心不全でみられる左房圧の上昇と関係している．心不全のNohria-Stevenson分類で言えば，低心拍出（Cold）ではなく，うっ血（Wet）

を意味している．心不全のⅢ音は，左室駆出率が低下し拡大して元気のない心臓で，左房圧が上昇しうっ血を伴い，非代償の状態にある時に聴かれる．心不全が代償され，左房圧が低下しDryになりうっ血がとれると，Ⅲ音の音量は小さくなり，やがては消失する．よってⅢ音聴診により，心不全が改善傾向にあるかどうかの判定ができる．

心不全でⅢ音が聴取される機序は次のように考えられている．

・心不全で左房圧が上昇すると，高い左房圧のため拡張早期に左房から左室へ大きな圧較差をもって血液が急速に流入する．
・この流入血が拡大して拡張制限のある左室の壁に当たり左室が振動する結果，Ⅲ音が発生する．
・Ⅲ音が聴取される時は，心エコー図では左房圧上昇に伴い僧帽弁流入波形がE＞Aと

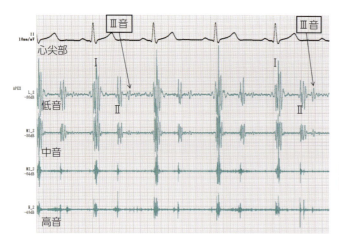

図4　若年健常者で聴かれる生理的Ⅲ音 ▶
Ⅲ音は，恒常的に聴取されるのではなく，呼吸に伴いその大きさが変動していることに注目．

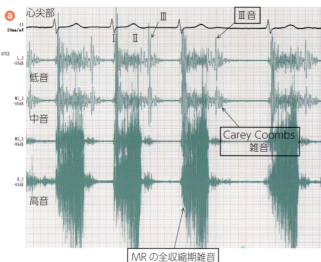

図5　僧帽弁逆流症（MR）のⅢ音 ▶
ⓐ MR 患者で聴取されたⅢ音と Carey Coombs 雑音．Ⅱ音は MR 雑音のなかに埋もれて聴取されないため，雑音に続いて聴取される心音はⅢ音である．Ⅲ音に引き続き，低調なランブル（Carey Coombs 雑音）を聴取する．
ⓑ，ⓒ 僧帽弁流入波形の E 波は 184 cm/s と増高している．

なり，偽正常化あるいは拘束型を示す．
図3に拡張型心筋症による心不全患者で聴取された病的Ⅲ音を示す．

生理的Ⅲ音

若年健常者ではⅢ音は日常的に聴取され，生理的Ⅲ音と呼ばれる．このため，Ⅲ音の聴診トレーニングは学校の健康診断時に行うことができる．健常者で40歳を過ぎて生理的Ⅲ音が聴取されることは稀であり，病的Ⅲ音である可能性が高い．健常者で生理的Ⅲ音が聴取される機序は以下の理由で説明される．
・若年者は左室の弛緩能が良く，拡張早期に能動的な弛緩により左室が陰圧をつくり出

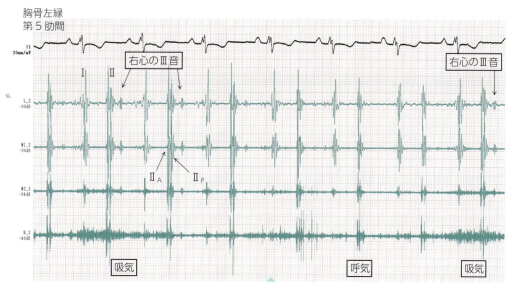

図6 右心性Ⅲ音
肺高血圧症のため，右心不全状態にある患者で聴取された右心性Ⅲ音．胸骨左縁の聴診で，吸気時にⅢ音の音量が増しているのに注目．右心のⅢ音は吸気時に増強する．

し，左房から左室に血液を積極的に吸い込む．
・不全心と異なり左房圧は上昇していないが，左室が強い陰圧となるため左房-左室間に大きな圧較差が生まれ，高流速で血液が流入し，Ⅲ音を生じる．

図4に若年健常者で聴取されたⅢ音を示す．この例でわかるように，Ⅲ音は恒常的に聴こえるのではなく，呼吸そのほかの影響により大きさが変動し，時相によっては聴こえないこともあるのに注目してほしい．

僧帽弁逆流症（MR）のⅢ音

MRでは収縮期に左房に血液が逆流することにより，左房容量は増加する．このため拡張早期に左房から大量の血液が左室に一気に流入し，Ⅲ音が発生する．MRのⅢ音は，必ずしも非代償性心不全の存在を意味しておらず，MRが重症であることを意味する．MRで明瞭なⅢ音が聴取されれば，手術適応があるような重症MRである可能性が高い．重症MRではⅢ音に続いて，持続の短いランブルが聴取されることが多く，Carey Coombs雑音と呼ばれる．これは僧帽弁に器質的な狭窄が存在しなくても，僧帽弁レベルでの血流が増大すると相対的な狭窄状態となるために生じる．図5に重症MRに伴うⅢ音，Carey Coombs雑音を示す．重症MRでは，Ⅱ音は雑音のなかに埋もれて聴取されないため，雑音の後の心音はⅢ音である．初心者はこのⅢ音をⅡ音と思いこみ，Ⅲ音が聴取されないと誤ることが多いので注意が必要である．

右心系のⅢ音

通常Ⅲ音は，左心系のⅢ音を聴取している．しかし右心不全がある場合は，右心系のⅢ音を生じうる．右心のⅢ音と左心のⅢ音の鑑別は難しいが，以下の状況では右心のⅢ音を考える．
1) 吸気時にⅢ音が増強する（右心系の現象は吸気時に音量を増す）．
2) 心尖部よりも胸骨左縁下部でよく聴取される（左心性Ⅲ音は心尖で最強である）．
3) 右室拍動などのほかの右心系の異常を伴う．

もちろん，両心不全では左心系のⅢ音と右心系のⅢ音が共存しうる．

図6に肺高血圧症のため右心不全状態にある患者で聴かれた，右心のⅢ音を示す．吸気時にⅢ音が増強していることに注目してほしい．

Ⅲ音は心尖部に限局する低調な音なのに対し，ⅡPは，（肺高血圧がなければ）胸骨左縁第2～3肋間に限局して聴取される．ⅡPはⅢ音より高調であり，ⅡAの直後に聴取されⅢ音より出現タイミングが早い．

僧帽弁開放音 (opening snap：OS)

僧帽弁狭窄症で聴取される．硬化した僧帽弁が開放する時にOSが発生する．OSはⅡ音の後でⅢ音より早期のタイミングで聴かれ，胸骨左縁で音量が最大となる．OSはⅢ音より高調な中～高音であり，聴診器を強く胸壁に押し当てても，しっかり聴取されることでⅢ音と区別が可能である（Ⅲ音は低音であり，ベルを強く押しつけると減弱あるいは消失す

Ⅲ音と鑑別が必要な心音

以下に記載する心音は，拡張期の始めに聴取されるため，Ⅲ音との鑑別が必要である．

分裂したⅡ音の肺動脈成分ⅡP

Ⅲ音とは聴取される部位と音質が異なる．

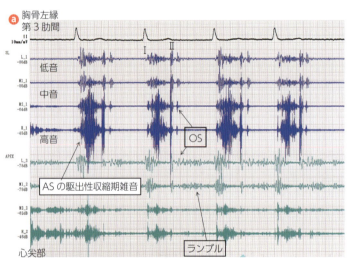

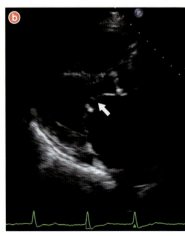

図7　僧帽弁開放音（OS）
ⓐ リウマチ性心臓弁膜症患者で，僧帽弁狭窄（MS）と大動脈弁狭窄（AS）を合併している．OSは心尖部よりも胸骨左縁第3肋間で明瞭であり，高音の心音図でも記録されている．
ⓑ 拡張期に僧帽弁（矢印）が開放する時に，OSが発生する．

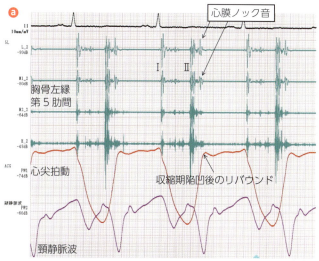

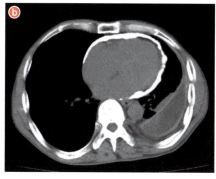

図8 心膜ノック音 ▶
ⓐ 収縮性心膜炎患者で聴取された心膜ノック音．心膜ノック音は胸骨左縁第5肋間で聴取され，心尖拍動の収縮期陥凹後のリバウンドと時相が一致している．
ⓑ CTでは全周性の心膜石灰化を認める．

る）．
　図7にOSを示す．心尖部よりも胸骨左縁第3肋間で明瞭であり，高音心音図にも記録されている．

心膜ノック音

　収縮性心膜炎で聴取される心音である．拡張早期の心室急速充満が，硬化した心膜の拡張制限により急速に停止する際に発生する．心膜ノック音は，Ⅲ音よりも早期のタイミングで出現し，Ⅲ音より高調な低音〜高音であり，聴取される部位も胸骨左縁〜心尖部にかけてのより広い範囲で聴取される．心膜ノック音は収縮性心膜炎の全例に聴取されるわけではないが，聴取された場合の特異度は高い．
　図8に症例を示す．

tumor plop sound

　左房粘液腫で聴取される．拡張早期に急速に僧帽弁口に下降した腫瘍と僧帽弁が激しくぶつかり生じる．小さな粘液腫では生じず，大きな粘液腫が左室内に落ち込む時に聴取される．Ⅲ音との鑑別点としては，tumor plop soundは体位で音量が変化すること，胸骨左縁〜心尖部の広い範囲で聴取されること，Ⅲ音よりは高調で低音〜中音であることが挙げられる．

ピットフォールと注意点

　Ⅲ音の性状のみで，正常Ⅲ音なのか，病的Ⅲ音なのかの区別はできない．ただ，両者は健常若年者と非代償性心不全という正反対な

状態で出現するために，実際に鑑別に困ることは少ない．年齢，心不全に由来する自覚症状の有無，ほかの心不全を示唆する身体所見を参考にする．

文献
1) 室生卓：General Physician 循環器診察力腕試し―達人の極意，マスター！，pp67-70，金芳堂，2012
2) Drazner MH, et al：Prognostic importance of elevated jugular venous pressure and a third heart sound in patients with heart failure. N Engl J Med 345：574-581, 2001

心音の聴診

9 Ⅳ音，ギャロップの聴きかた
Ⅳ音で左室拡張障害の存在がわかる

マークのついている図の動画・心音をご覧いただけます．
http://www.igaku-shoin.co.jp/prd/03235/

Ⅳ音で何がわかるか

Ⅳ音は病的であり，左室が硬い時に聴取され，左室の拡張障害の存在を意味する．

Ⅳ音の発生機序

Ⅳ音は，Ⅰ音の直前に聴こえる低調な心音であり，拡張末期の心房収縮のタイミングに聴取される（図1）．このためⅣ音は，心房音とも呼ばれる．Ⅳ音は，左室壁が線維化や肥大のため硬くなり，左室のコンプライアンスが低下した状態で聴取される．よってⅣ音は健常者では聴取されず，Ⅳ音が聴取された場合は病的である．左室が硬くて拡がりにくいと，拡張早期～中期にかけては左室に血液が十分流入せず，これを代償するように拡張末期の左房収縮が亢進する．このactiveな心房収縮によって左室に血液が一気に押し込まれ，左室心筋が伸展し振動することでⅣ音が発生する．Ⅳ音は時相的に，心尖拍動図の心房収縮波（atrial kick）の頂点に一致する（図1a）．心エコーでは僧帽弁流入波形の心房収縮波（A波）のピークからの減速過程に出現する．

心房細動では心房のactiveな収縮が欠如するため，Ⅳ音は発生し得ない．また左房の拡大・変性を伴うような慢性の僧帽弁逆流症（MR）では左房収縮能が減弱するため，通常Ⅳ音は聴取されない．これに対し急性のMRではⅣ音を聴取し得る．

Ⅳ音を聴診する際のポイント

Ⅳ音はすべての心音のなかで最も聴取しにくい音である．この理由として，Ⅳ音自体が低調であることに加え，Ⅳ音の直後にⅠ音が続くため，Ⅳ音の存在が認識されにくいことが関係している．ある音の直後に大きく高調な音が続く時，先行する音は認識されにくくなることが知られており，遮蔽効果（masking effect）と呼ばれる．

Ⅳ音聴診のポイント

1）このⅣ音聴診の難しさを補う手技として，心尖拍動の触診がある．Ⅳ音は聴くよりも触れるほうが容易であることが多い．Ⅳ音が存在する場合は，増高したA波を収縮期波とともに二峰性心尖拍動（double apical impulse）として触知できることが多い（図1bの動画を参照）．

2）Ⅳ音はⅢ音と同じく心臓の筋肉から生じる低調な音であり，Ⅲ音の時に述べた，①低音である，②心尖部でのみ聴こえる，③左側臥位でよく聴こえる，の3原則が，そのままⅣ音にも当てはまる．Ⅳ音の聴取に際しては，心尖拍動上にベル型の聴診器を軽くのせ，左側臥位での聴診も行うようにする．

3）Jules Constant先生はその著書のなかで，以下の口真似を用いてⅣ音の聞こえ

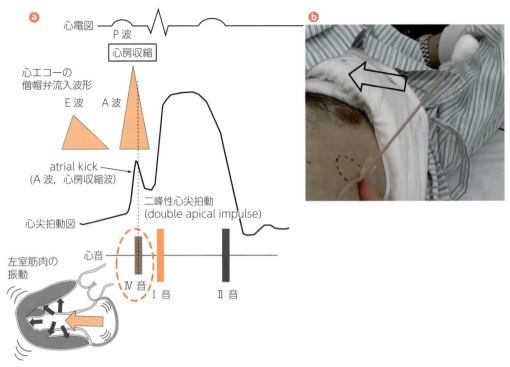

図1　Ⅳ音の発生機序
ⓐ Ⅳ音は拡張期の最後，心房収縮期に聴取される．心房収縮により左室に押し込まれた血液のため，左室が振動することでⅣ音が発生する．Ⅳ音のタイミングは，心尖拍動図の心房収縮波(atrial kick)，心エコーのA波と一致する．Ⅳ音が存在する場合は，増高したatrial kickを収縮期波とともに二峰性心尖拍動(double apical impulse)として触知できることが多い．
ⓑ 二峰性の心尖拍動が認められる．矢印の方向に動くのが収縮期．

方を説明している[1]．心電図でP波のすぐ後ろにQRS波が続くように，Ⅳ音のすぐ後ろにⅠ音が続くため，Ⅳ音は，「ハⅠ-Ⅱ（ハワンートゥ）」の「ハ」のタイミングで聴こえる．Ⅳ音はⅠ音の直前に存在するため「ハ」をできるだけ「ワン」に近く「ハワン」と一語のように言い，Ⅳ音は低音で小さな音であるため，できるだけ小さく「ハ」と発音する．このようにリズムをとりながら，Ⅳ音聴取の感覚をつかむようにするとよい．

Ⅳ音が聴取される疾患

Ⅳ音は左室の伸展性が低下し硬くなった時に生じる．左室が硬くなる原因には，左室肥大，左室の線維化，心筋虚血がある．大阪市立大学教授でいらした故・吉川純一先生は「Ⅳ音は心筋障害を示す」と教えておられた．

肥大型心筋症，大動脈弁狭窄症，高血圧症などの肥大心

これらの疾患では，左室肥大のため左室のコンプライアンスが低下し，左室の拡張に心房収縮の助けを必要とするため，高率にⅣ音が聴取される．肥大型心筋症患者で聴かれたⅣ音を図2に示す．Ⅳ音は心尖部の低音領域に認められる．

陳旧性心筋梗塞，拡張型心筋症などの心筋線維化

心筋梗塞後や拡張型心筋症で左室が線維化を生じると，左室は硬くなりⅣ音を生じる．

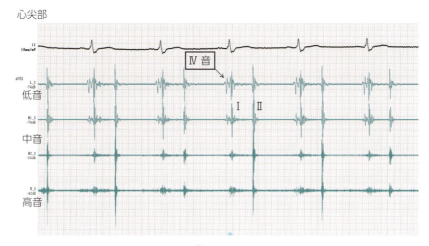

図2　肥大型心筋症で聴かれるⅣ音 ▶

Ⅳ音は心尖部の低音〜中音領域で明らかであるが，高音領域には認められない．「ハワン-トゥ」のリズムを意識して，Ⅳ音を聴いてみてほしい．

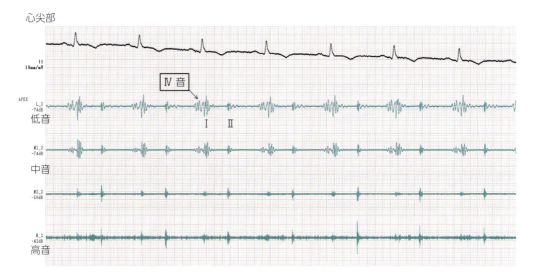

図3　心筋梗塞後に聴かれるⅣ音 ▶

陳旧性心筋梗塞患者で聴かれたⅣ音．心筋梗塞後では左室が線維化を生じ硬くなっている．心房収縮時に，それまで拡がりにくかった左室が一気に伸展するため，Ⅳ音が生じる．

心筋梗塞後に聴かれたⅣ音を図3に示す．

急性心筋梗塞，狭心症の発作時

　心筋虚血を生じると左室の能動的な弛緩が障害され，左室が硬くなるためにⅣ音が生じる．左室弛緩に必要な筋小胞体へのカルシウムの取り込みには，エネルギーを必要とするため，虚血状態では弛緩が障害される．

右心系のⅣ音

　右室のコンプライアンスが失われた場合には，右心系のⅣ音を生じ得る．右心のⅣ音には次の特徴がある．

1) 吸気時にⅣ音が増強する
2) 心尖部よりも胸骨左縁下部でよく聴取される
3) 頸静脈でA波の増大を認める

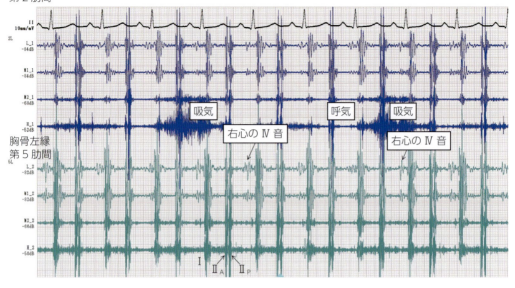

図4　肺高血圧症の患者で聴取された右心性Ⅳ音
胸骨左縁第5肋間の聴診で，吸気時にⅣ音の音量が増しているのに注目してほしい．右心のⅣ音は吸気時に増強するのを特徴とする．

図4に肺高血圧症の患者で聴取された右心性Ⅳ音を示す．胸骨左縁第5肋間の聴診で，吸気時にⅣ音の音量が増しているのに注目してほしい．

ギャロップ（奔馬調，gallop）とは？

ギャロップとは，Ⅰ音，Ⅱ音に加え，拡張期にⅢ音またはⅣ音のどちらか，あるいは両方が聴取される時に用いられる．ギャロップは，特有な3拍子ないし4拍子の調律を形成し，馬が駆けるリズムのように聴こえるため奔馬調とも呼ばれる．英語でgallopとは馬が最速で駆ける時の音を意味するため，本来の意味からいえば頻拍時に用いるべきと思われるが，頻脈でなくてもギャロップとしてよい．ギャロップ聴取は，心不全診断のためにきわめて重要であり，研修期間中に必ずマスターすべき聴診所見である．ギャロップは一個一個の成分に分けて理解するというより，1つのリズムとして耳で覚えこむものであり，聴いた瞬間にそれとわかるものである．

Ⅲ音ギャロップ

Ⅲ音ギャロップでは左房圧の上昇があり，非代償性心不全の存在を意味する．ギャロップは病的な状態の時に用いるため，若年者で生理的Ⅲ音が聴取されてもギャロップとは言わない．

Ⅳ音ギャロップ

Ⅳ音ギャロップは必ずしも心不全を意味せず，左心機能がある程度代償された状態で認められる．肥大心では，まずⅣ音が単独で存在する状態からスタートし，心不全が増悪するとⅢ音が加わり，Ⅳ音と合わせて四部調律となる．さらに心不全が重篤になればⅣ音は弱まり，Ⅲ音単独となる．このⅢ音，Ⅳ音の変化は，心エコーの僧帽弁流入波形のE波，A波パターンが心不全増悪に伴い，弛緩障害型 → 偽正常型 → 拘束型へと変化するのに

[心音の聴診] Ⅳ音，ギャロップの聴きかた

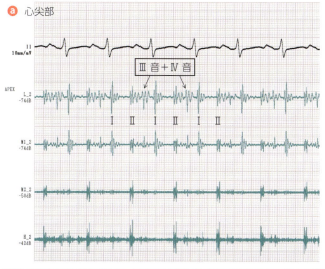

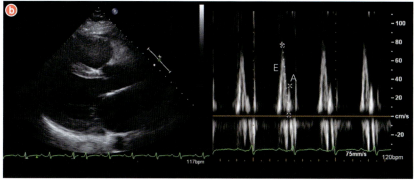

図5 典型的なギャロップ・リズム

心拍数も速く，あたかも馬が全速力で駆けているように聴こえる．心エコーでは，左室の収縮性は高度に低下している．僧帽弁流入波形はE波とA波が重合しており，重合奔馬調(summation gallop)と考えられる．

対応している．

重合奔馬調（summation gallop）

頻脈で拡張期が短縮し，急速流入と心房収縮が同時に生じる時には，Ⅲ音，Ⅳ音が重合して聴取され，重合奔馬調(summation gallop)と呼ばれる．これは，高度に左室収縮性が低下した時に認められる．

図5にsummation gallopの症例を呈示する．本例では心拍数も110/分と頻脈であり，あたかも馬が全速力で駆けているかのように聴取され，典型的なギャロップ・リズムを示す．心エコー図では僧帽弁流入波形はE波とA波が重合しており，summation gallopと考えられる．

図6に別のsummation gallopの例を示す．本例では，Ⅰ音，Ⅱ音よりも拡張期の音のほうが大きい．Ⅲ音とⅣ音が重なったため，このような大きな心音を生じたと考えられる．なお，後半に息止めを解除し呼吸を開始した時にpan-inspiratory crackleが聴取されることから，肺胞性肺水腫の状態にあるとわかる．

四部調律（quadruple rhythm）

Ⅲ音，Ⅳ音が別々に聴取される時は，Ⅰ音，Ⅱ音と合わせて四部調律を示し，quadruple rhythmと呼ばれる．ダブルギャロップと言われることもある．四部調律も，高度に左室収縮性が低下した時に聴取され

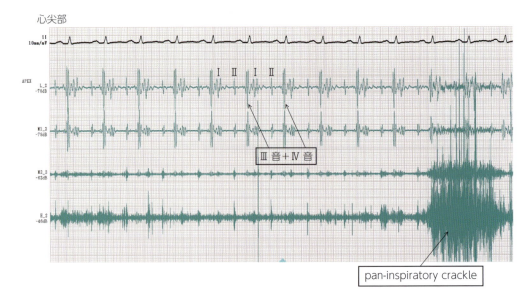

図6 心不全患者で聴取されたギャロップ・リズム ▶

頻脈でギャロップ・リズムを呈する．Ⅰ音，Ⅱ音よりも拡張期の音は大きく，Ⅲ音とⅣ音が重合した重合奔馬調と考えられる．後半に息止めを解除し，呼吸を開始した時に pan-inspiratory crackle が聴取されることから，肺胞性肺水腫の状態にあるとわかる．

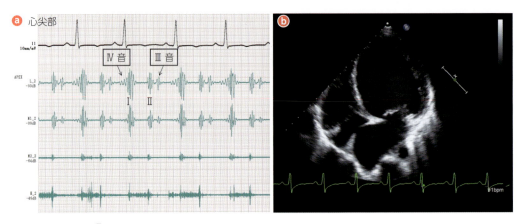

図7 四部調律 ▶

心拍数は 90/分とそれほど速くないため，Ⅲ音，Ⅳ音が重合せず別々に聴取され，四部調律を呈する．心エコーでは，左室はバルーニングし，高度の収縮性低下を示す．

る．頻脈では四部調律とならず重合奔馬調となってしまうため，四部調律は通常，100/分以下の心拍数の時に認められる．図7に四部調律の症例を示す．図5，図6の例と異なり，心拍数は 90/分とそれほど速くないため，Ⅲ音，Ⅳ音が重合せず別々に聴取され，四部調律を呈している．

Ⅳ音と鑑別が必要な心音

Ⅳ音＋Ⅰ音は，Ⅰ音の分裂（$I_T + I_M$），Ⅰ音＋駆出音と鑑別する必要がある．聴診器のベルを胸壁に強く押し当てると低調成分であるⅣ音はカットされ，Ⅳ音の音量は小さく

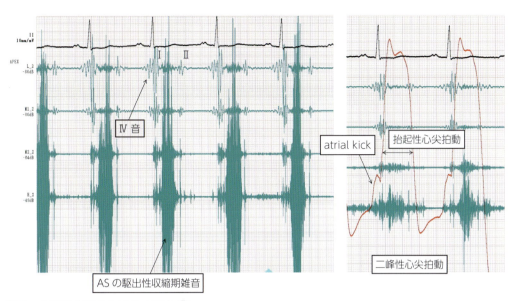

図8 大動脈弁狭窄症(AS)のⅣ音 ▶
心音図上ではⅣ音を認めるが，聴診ですぐにⅣ音ありと認識するのは難しい．これはⅣ音の直後にⅠ音，収縮期雑音が続くためであり，遮蔽効果と呼ばれる．このような場合でも，心尖拍動で atrial kick を触知すれば，Ⅳ音が存在すると診断可能である．

なり不明瞭になる．この手法は，Ⅳ音をそれと診断するのに非常に役立つ．すなわち，ベルで強く押さえると，Ⅳ音＋Ⅰ音であれば，Ⅳ音は聴こえなくなり，Ⅰ音単独となる．これに対しⅠ音の分裂，Ⅰ音＋駆出音であれば，ベルを強く押し当てても2つの音が聴取でき，Ⅰ音＋駆出音の場合は後ろの駆出音がより明瞭になるはずである．また，ほかの鑑別方法として，触診で二峰性心尖拍動を触れたら，Ⅳ音であるということもできる．

ピットフォールと注意点

・大動脈弁狭窄症(AS)でⅣ音が聴取された時は，ASの圧較差は 70 mmHg 以上あり重症で，手術適応と言われている．しかし，ASでのⅣ音の聴取は，なかなか難しい．これはⅣ音のすぐ後ろにⅠ音，収縮期雑音と続くため，前述の遮蔽効果により，Ⅳ音は独立した音として認識されがたいからである．図8にそのような例を示す．心音図上ではⅣ音を認めるが，聴診ですぐにⅣ音ありと認識するのは難しい．このような場合でも心尖拍動で atrial kick を触知すれば，Ⅳ音が存在すると診断可能である．

・頻脈時のギャロップは，すべて重合奔馬調とは限らず，Ⅲ音ギャロップで頻脈，Ⅳ音ギャロップで頻脈のこともある．頸動脈マッサージを行い徐脈にすることによりⅢ音とⅣ音の分離を試み，Ⅲ音，Ⅳ音が別個に認められたら，重合奔馬調であると言える．

・Ⅳ音ギャロップで，第一度房室ブロックのため PQ 間隔が延長している場合は，Ⅳ音とⅠ音との間隔が空いてしまい，Ⅲ音ギャロップと誤認されることが生じる．

文献
1) Constant J：Bedside Cardiology, pp195-197, Lippincott Williams & Wilkins, 1999

心音の聴診

10 収縮期雑音の聴きかた
駆出性雑音と逆流性雑音の2つに分けられる

 マークのついている図の動画・心音をご覧いただけます．
http://www.igaku-shoin.co.jp/prd/03235/

心雑音とは

　心音は持続の短い瞬間的な音であるのに対し，心雑音は各心音の間に存在する比較的持続の長い音であり，収縮期雑音，拡張期雑音，連続性雑音がある．

　本項では，主に収縮期雑音について解説するが，その前に知っておきたい心雑音の基礎知識につき述べる．

心雑音の表記の仕方

　心雑音を表現する時には，以下の6項目につき述べるようにする．

1) 最強点の位置
2) 音量：Levine 分類
3) 時相：収縮期，拡張期，連続性
4) 音調
5) 放散
6) 呼吸性変化，体位による変化

　特に 1)～3) までは必須であり，例えば，「心尖部に最強点を有する Levine Ⅲ/Ⅵ度の全収縮期雑音を聴取」と表現する．

　4) 雑音の音調を決める大きな因子として，血流速度と血流量がある．これに関し，Jules Constant 先生はその著書のなかで以下の原則を述べている[1]．この原則は，心雑音を理解するうえで非常に重要である．

Constant 先生の雑音の原則

① "The higher the gradient, the higher the pitch."

　雑音のもとになる圧較差が大きいほど，雑音のピッチ（音調）は高くなる．ピッチが高ければ，雑音の発生源となっている圧較差は大であり，ピッチが低ければ音源の圧較差は小である．

| ピッチが高い | ＝ | 圧較差　大 |
| ピッチが低い | ＝ | 圧較差　小 |

② "The more the flow, the more the low (frequencies)."

　（逆）流量が多ければ多いほど，雑音は低調成分を多く含むようになる．雑音に低調成分が多く含まれていると，その（逆）流量は大であり，逆に低調成分が少なく高調な澄んだ音であれば（逆）流量は小である．

| 低調成分が多い | ＝（逆）流量　大 |
| 低調成分が少ない（高調な澄んだ音） | ＝（逆）流量　小 |

　以下に具体例を呈示し，この原則がどのように応用されるかを示す．

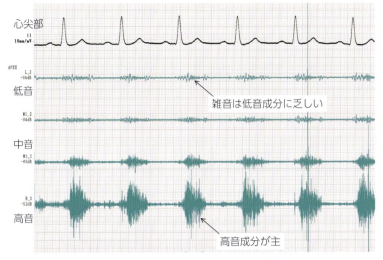

図1 軽症僧帽弁逆流症（MR）の blowing murmur ▶

MRの雑音は，収縮期の左室と左房の圧較差をもとに発生するため，圧較差は大きく high pitch となる．MR が軽症の場合，逆流量は少量であるから，雑音は low pitch の成分が乏しくなる．以上より，軽症 MR の雑音は pure な高調な音となり，風が吹いているような blowing murmur が聴取される．

雑音の原則から考える各種心雑音

軽症僧帽弁逆流症（MR）の blowing murmur（図1）

軽症 MR では，風が吹いているような灌水様雑音（blowing murmur）が聴取される．音源の圧較差からいうと，収縮期の左室と左房の圧差は 100 mmHg 以上あり大であるため，前述の原則①に従い high pitch となる．また逆流量は少量であるため原則②に従い，雑音は low pitch の音に乏しくなる．以上から，軽症 MR の雑音は，低調な成分を欠く pure な高調な音，つまりは blowing murmur となる．これに対し重症 MR では high pitch な成分に加え，原則②に従い低調成分が混じてくるために，雑音が澄んだ音ではなく濁った印象を受けるようになる（図7 の重症 MR を参照）．

僧帽弁狭窄症（MS）の rumbling murmur（図2）

MS の拡張期雑音は，ランブルと表現される．ランブル（rumble）は雷鳴が轟いたり，ボーリングの球がレーンを転がる時のような，ゴロゴロ，ドロドロという低調な音である．MS では拡張期の左房と左室の圧較差は 20 mmHg 程度と小さく，小さな圧較差を基に雑音が発生するため，原則①に従い雑音は low pitch となる．また僧帽弁を介して，1回拍出量に等しい大きな流量が拡張期に流れ込むため，原則②に従い低調成分が多く含まれる．以上から，MS の雑音は低調な音 rumbling murmur となる．図2 に示すように雑音の波形は，その発生の源となる圧較差を忠実に反映する[2]．心雑音を考える時は，その基になる圧曲線を頭に思い浮かべる習慣をつけるようにするとよい．

大動脈弁狭窄症（AS）の harsh systolic murmur

AS では，荒々しい収縮期雑音が聴取さ

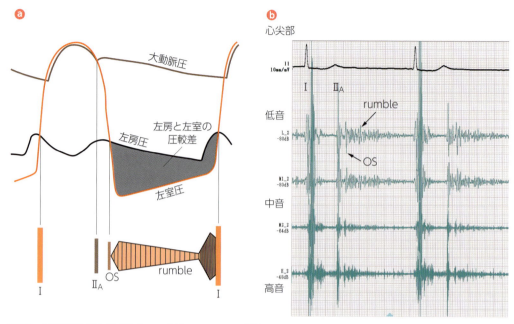

図2　僧帽弁狭窄症（MS）の rumbling murmur ▶

MSの拡張期雑音は，拡張期の左房と左室の小さい圧差をもとに発生するため，low pitch となる（ⓐ）．僧帽弁を介して，1回拍出量に等しい大きな流量が拡張期に流れ込むため，雑音の低調成分は多くなる．以上から，MSの雑音は，雷鳴が轟くような低調な音 rumbling murmur となる（ⓑ）．
OS：僧帽弁開放音
（ⓐ吉川純一：循環器フィジカル・イグザミネーションの実際，p53：図3-56，文光堂，2005より引用，改変）

れ，それを形容する言葉として harsh という単語が用いられる．英語の harsh は，"荒い，ざらざらした，どぎつい"などを意味する言葉である．ASでは，大動脈弁を通過して1回拍出量分が大動脈に押し出されるため，その流量は多く，原則②に従い低調〜中等の周波数の音が含まれる．そのため荒々しい感じの harsh な雑音となる（図3）．

収縮期雑音

日常臨床で最も頻繁に遭遇し，かつまた最も重要な心雑音は収縮期雑音である．これは，人口の高齢化に伴い AS と MR の患者数が増加し，今日の心臓弁膜症の中心をなしていることによる．収縮期雑音は，以下に述べる駆出性収縮期雑音と逆流性収縮期雑音の2つに分けられる．

駆出性収縮期雑音
（ejection systolic murmur）

駆出性収縮期雑音は，心室から大血管への駆出血流によって生じる．代表例として，ASの心雑音が挙げられる．図3a の圧曲線を基に，ASの雑音を考えてみよう．ASの雑音は，収縮期の左室と大動脈の圧差をもとに発生しており，その圧較差と同じ形をした漸増漸減するダイヤモンド型の波形を示す．雑音は大動脈弁が開放して（この時に駆出音が生じる）血液が駆出され始めてから生じるため，I音の主成分である僧帽弁閉鎖の時点では雑音は生じていない．つまりI音から雑音開始までは，等容収縮期の分だけ間隔が空くため，雑音はI音から離れる．またII音が生じるタイミングである大動脈弁閉鎖時には，圧較差が小さく雑音を生じるだけのエネルギーが消失しているため，雑音はII音の手前で終わりII音に達しない．よって駆出性収縮期雑音で

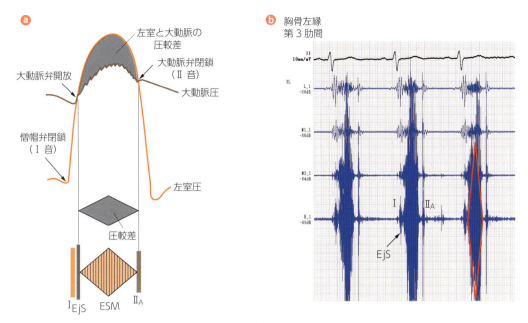

図3　大動脈弁狭窄症（AS）の駆出性収縮期雑音
ⓐ ASの雑音は，収縮期の左室と大動脈の圧差をもとに発生しており，圧較差と同様の，漸増漸減するダイヤモンド型を示す．
ⓑ 雑音はⅠ音から離れ，Ⅱ音に達しないため，Ⅰ音・Ⅱ音が，はっきりと聴取される．大動脈弁を通過する血流量は多く，雑音は低調なピッチに富み，harshと表現される．
EjS：駆出音，ESM：駆出性収縮期雑音
（ⓐ吉川純一：循環器フィジカル・イグザミネーションの実際，p33：図3-19，文光堂，2005より引用，改変）

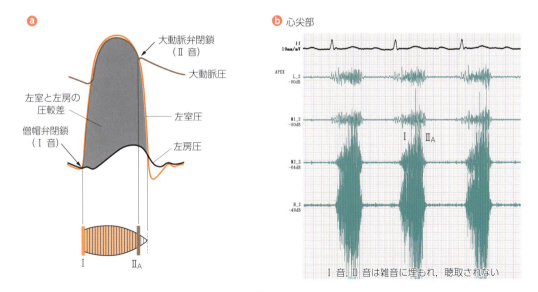

図4　MRの逆流性収縮期雑音（全収縮期雑音）
全収縮期雑音は収縮期全体を通じて，高圧系から低圧系へ血液が逆流ないし短絡するために生じる．MRの雑音は，収縮期の左室と左房の圧差をもとに発生しているため（ⓐ），雑音のピッチは高調となる．雑音はⅠ音，Ⅱ音を覆うため，Ⅰ音，Ⅱ音がはっきりしなくなる（ⓑ）．
（ⓐ吉川純一：循環器フィジカル・イグザミネーションの実際，p37：図3-25，文光堂，2005より引用，改変）

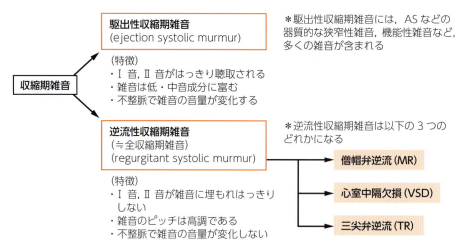

図5 収縮期雑音の鑑別

は，雑音の音量が大きくても，Ⅰ音とⅡ音が，はっきりと聴取されるのを特徴とする．

逆流性収縮期雑音（全収縮期雑音）(regurgitant systolic murmur)

もう1つの収縮期雑音は逆流性収縮期雑音である．逆流性収縮期雑音は通常，全収縮期雑音を呈するため，両者は，ほぼ同義語と考えてよい．厳密に言えば，逆流性収縮期雑音は全収縮期雑音以外に，収縮後期性雑音と収縮早期性雑音を含む．全収縮期雑音（逆流性収縮期雑音）は収縮期全体を通じて，高圧系から低圧系へ血液が逆流ないし短絡することにより生じる．代表例としてMR雑音が挙げられる．

図4の圧曲線を基にMR雑音を考えてみる．MRは，収縮期の左室と左房の圧差をもとに発生している．収縮期の左室と左房の間には高い圧較差が存在するから，雑音のピッチは高調となる．雑音は僧帽弁閉鎖（Ⅰ音）のタイミングですでに始まっており，大動脈弁閉鎖（Ⅱ音）の時点ではまだ圧較差が存在しているため雑音はⅡ音を越えて続く．このために雑音の音量が大きいと，Ⅰ音，Ⅱ音は雑音の中に覆われてしまい，Ⅰ音，Ⅱ音がはっきりしなくなる．

駆出性収縮期雑音と逆流性収縮期雑音の鑑別

収縮期雑音の鑑別方法を図5に示す．

ここで大事な点は，全収縮期雑音を生じる疾患は原則，MR，三尖弁逆流（TR），心室中隔欠損（VSD）の3つしか存在せず，全収縮期雑音と判断した時点で，診断がかなり絞られるということである．

これに対し，駆出性収縮期雑音を生じる疾患の数は多い．

不整脈による収縮期雑音の鑑別

不整脈が存在すると，駆出性収縮期雑音と逆流性収縮期雑音の鑑別に非常に役立つ[3]．期外収縮や心房細動でRR間隔が延長したビートに注目し，雑音の音量が増大するか，変化しないかに注意を払う．

図6に示すようにASでは期外収縮後に雑音の音量が増す．期外収縮後でRR間隔が延長すると左室の容量が増し（前負荷の増加），Frank-Starlingの法則に従い左室の収縮性

[心音の聴診] 収縮期雑音の聴きかた

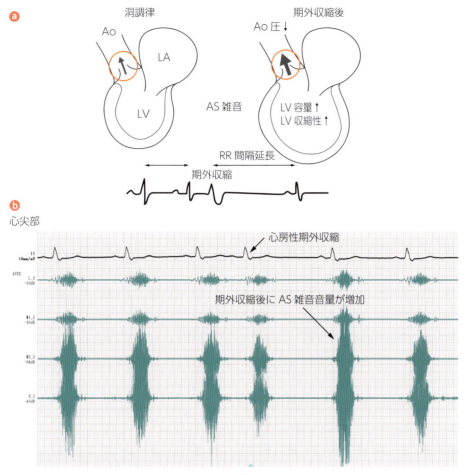

図6 ASでは期外収縮後に雑音の音量が増す
ASでは期外収縮後のRR間隔が延長した心拍で，雑音の音量が増加する．これは期外収縮後に大動脈への拍出量，拍出速度が増すからである．
Ao：大動脈，LA：左房，LV：左室
(ⓐ山崎直仁，他：デジタル心音図との対比で学ぶ心臓の聴診，p14，金芳堂，2011より引用，改変)

は増加する．一方，大動脈の圧は低下するため，後負荷は減少する．このため大動脈への拍出量，拍出速度は大となり雑音は音量を増す．

これに対し図7に示すようにMRではRR間隔が変化しても雑音の音量は変化しない．MRでもRR間隔が延長すると左室の容量が増し，左室の収縮性が増加するのは同じである．しかしMRの場合は，左房への逆流，大動脈への順行性駆出と左室からの出口は2つある．どちらへどれだけの血液が流れるかは，両者の抵抗(つまり左房圧と大動脈圧)に

より決定される．RR間隔が延長したビートでは，大動脈圧は低下しているのに対し，左房圧は上昇している．このため大動脈側に流れる血流は増加するが，左房側へ逆流する量はほとんど変化しない．そのため，MR雑音の音量は変化しない．図7bは心房細動例であるが，RR間隔が短くても長くても音量は変化しないことに注目してほしい．なお，本例でMR雑音は低調成分に富むことから，重症MRと判断できる．

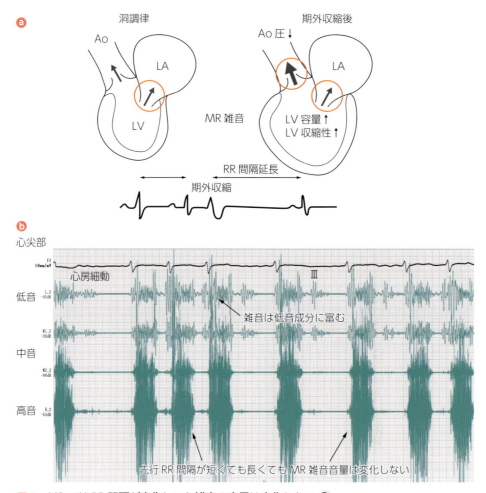

図7　MRではRR間隔が変化しても雑音の音量は変化しない
MRでは，左房への逆流，大動脈への駆出と左室からの出口は2つ存在する．このため，不整脈が存在しても，左房へ逆流する量は増加せず，MR雑音の音量は変化しない．
（ⓐ山崎直仁，他：デジタル心音図との対比で学ぶ心臓の聴診．p14，金芳堂，2011より引用，改変）

ピットフォールと注意点

・I音，II音が聴こえなくても，音調で収縮期雑音が駆出性か逆流性か区別可能である．音調が高調な時は，逆流性収縮期雑音を考える．雑音が高調であることを確認するには，ちょっとしたコツがある．それは膜型の聴診器を胸壁に思い切り強く押し付けることである．こうすると低調成分がカットされ，高調な澄んだ音が浮き上がってくる．

・TR雑音は逆流性収縮期雑音に分類される．肺高血圧症などにより右室収縮期圧が上昇している場合，TRの雑音は逆流性収縮期雑音の特徴を有し，音調は高調であり，I音，II音は雑音に覆われる．しかし，高齢者の心房細動に伴うTRなど右室圧が高くない場合，TR雑音は圧較差が高くないため高調成分を欠き，あたかも駆出性収縮期雑音のように聴取される．このようなケースでのTRの診断には，雑音よりも，頸静脈で収縮期陽性波を観察するほうが役に立つ．

文献
1) Constant J: Bedside Cardiology, pp208-248, Lippincott Williams & Wilkins, 1999
2) 吉川純一：循環器フィジカル・イグザミネーションの実際, pp31-58, 文光堂, 2005
3) 山崎直仁, 他：デジタル心音図との対比で学ぶ心臓の聴診, pp13-15, 金芳堂, 2011

Topics 病態を考えた診察を！

すべての患者さんに型どおりの診察をするのではなく，疑われる病態を意識してメリハリをつけた診察をすべきである．具体的には，聴取した病歴から鑑別診断を考え，その疾患で認められるであろう身体所見を積極的に探しにいく必要がある．例えば呼吸困難から肺塞栓症を鑑別に挙げたなら，Ⅱ音の肺動脈成分の亢進，Ⅱ音の幅広い分裂を意識して，聴きにいくようにする．これができるようになるためには，代表的な疾患の身体所見が想起できるよう，日頃からトレーニングしておく必要がある．"You find only what you are looking for"という言葉があるように，意識していないと見逃してしまう微妙な身体所見も多い．

教科書に書いてある典型的な身体所見がすべて揃っている患者は，実臨床ではむしろ稀である．採血データなどの検査と同じで，身体所見にも感度，特異度が存在し，感度100％ということは通常はない．また身体所見が陽性であったとしても，患者ごとに所見に微妙な違いを認めることも多い．大動脈弁狭窄症(AS)の心雑音を例にとれば，駆出性収縮期雑音という共通点はあるものの，すべてのAS患者が同じ聴診所見を呈するわけではなく，雑音の音調の違いなどのバリエーションが存在する．

予測される身体所見が認められないことにも意味があり，関連する陰性所見(pertinent negative)としてカルテに記載するようにする．例えば，心タンポナーデの診断における奇脈，頸静脈圧上昇の感度はそれぞれ98％，100％と報告されており，これらの所見が認められなければ，心嚢液貯留があったとしてもタンポナーデである確率はきわめて低くなる．このように陽性所見だけでなく，陰性所見にも大きな意味がある．関連する陰性所見が記載されているカルテを見れば，どんな病気を考えて診察をしたのかがよくわかる．

以下にいくつかの循環器疾患を例にとり，どのような点に注意して診察すべきか簡単に述べる．

● 狭心症

全身の動脈硬化の所見を探す．頸部で血管雑音が聴取されるか，腹部で大動脈瘤拍動を触れるか，下肢動脈が左右差なく触知されるか，などに注意を払う．耳たぶの皺(earlobe crease)も診ておく．家族性高コレステロール血症(FH)の可能性があるなら，アキレス腱の肥厚，眼瞼・手掌の黄色腫，角膜輪などを探す．比較的若年の女性で狭心症を疑ったなら，高安病の可能性を考え，血圧の左右差，全身の血管雑音の有無を調べる．

● 心不全

体重の増加，浮腫，頸静脈圧上昇などの容量過多所見の有無を調べる．肺野で，うっ血を示唆するラ音を聴きにいく．心尖拍動の位置で心拡大の程度を評価し，聴診でギャロップが聴取されるか確認する．

● 肺高血圧症

頸静脈圧上昇，傍胸骨拍動，Ⅱ音の肺動脈成分の亢進などの所見を探す．膠原病に関連した肺高血圧症を疑えば，手指の硬化，毛細血管拡張などの皮膚所見にも注意を払う．

心音の聴診

11 拡張期雑音の聴きかた
拡張早期雑音は大動脈弁，肺動脈弁の逆流により生じる

マークのついている図の動画・心音をご覧いただけます．
http://www.igaku-shoin.co.jp/prd/03235/

　拡張期雑音は正常では存在せず，病的な状態で生じる．拡張期雑音はその時相により，①拡張早期雑音（early diastolic murmur），②拡張中期雑音（mid diastolic murmur），③前収縮期雑音（presystolic murmur）の3種類に分けられる．図1に大動脈，左室，左房圧曲線と，これらの拡張期雑音が聴取されるタイミングの関係を示す．①拡張早期雑音はⅡ音から雑音が始まる．②拡張中期雑音は僧帽弁開放後に生じる．③前収縮期雑音は，心房収縮に一致して生じる．

拡張早期雑音（early diastolic murmur）

　拡張期逆流性雑音とも呼ばれ，大動脈弁逆流症（AR）と肺動脈弁逆流症（PR）が含まれる．この雑音は半月弁（大動脈弁，肺動脈弁）の閉鎖不全により，拡張期に大血管から心室へ血液が逆流することにより生じる．図2に示すように雑音の波形は，雑音の基になる圧較差を反映したものになる[1]．半月弁閉鎖直後から圧較差が生じるため，拡張早期雑音はⅡ$_A$ないしⅡ$_P$から始まるのを特徴とする．

大動脈弁逆流症（AR）

　ARの雑音は拡張期の大動脈と左室の大きい圧較差を基に生じる（図2a）．p64で述べたConstant先生の雑音の原則①"The higher the gradient, the higher the pitch."（圧較差が大であればあるほど，雑音は高調になる）に従い，AR雑音は基本的に高調な成分を含むことになる．

重症AR

　図3に大動脈弁輪拡張症を原因とする重症AR患者の心雑音を示す．Constant先生の雑音の原則②"The more the flow, the more the low（frequencies）."（逆流量が多ければ多いほど，雑音は低調成分を多く含むようになる）に従い，重症ARでは低調成分が多く加わるため，雑音は荒々しい感じとなる．重症ARでは逆流量が多く，拡張期大動脈-左室圧較差が急激に減少するため，雑音の減衰も急峻になる．これは心エコー図で重症ARの逆流血ドップラー波形の減速勾配が急峻であるのと同じことを見ている．
　ARが重症になると（拡張期に逆流する分が上乗せされ）収縮期には大動脈に大量の血液が駆出されるため，大動脈弁は相対的な狭窄の状態（相対的AS）となり，駆出性収縮期雑音を生じる．このため，重症ARでは収縮期雑音，拡張早期雑音が聴取されるようになる．大動脈弁を通って血流が収縮期，拡張期と行ったり来たりすることになるため，本雑音は往復雑音（to and fro murmur）と呼ばれる．

軽症AR

　図4に先天性大動脈二尖弁患者で聴取された軽症ARの雑音を示す．ARが軽症で逆流量が少ないと，雑音はlow pitchの成分に乏しくなる．そのため，軽症ARでは高調成分が目立ち，風が吹いているようなblowing murmurを呈する．雑音の強度はARの重症度と相関するため，本例では雑音の音量は

[心音の聴診] 拡張期雑音の聴きかた

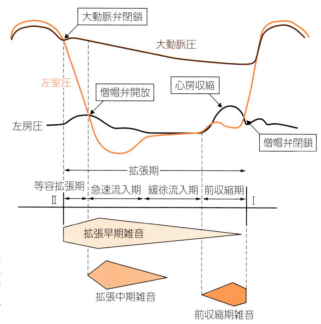

図1 拡張期雑音の分類
拡張期雑音は，その時相により3つに分けられる．拡張早期雑音（EDM）はⅡ音から雑音が始まる．拡張中期雑音は僧帽弁開放後に生じる．前収縮期雑音は，心房収縮に一致して生じる．

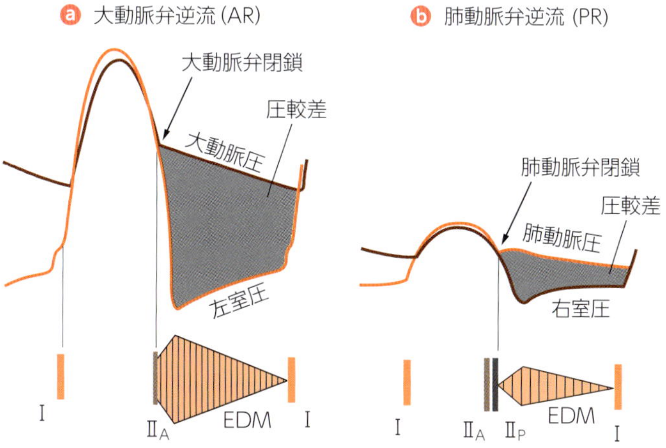

図2 拡張早期雑音と圧曲線
AR，PRと圧曲線の関係を示す．半月弁閉鎖直後から圧較差が生じるため，雑音はⅡ音から始まる．AR雑音は大動脈圧と左室圧の間の高い圧較差を基に発生する（ⓐ）．これに対し，肺高血圧を伴わないPR雑音は肺動脈圧と右室圧の間の低い圧較差を基に発生する（ⓑ）．EDM：拡張早期雑音
（吉川純一：循環器フィジカル・イグザミネーションの実際，p50：図3-50，文光堂，2005 より引用，改変）

小さい．また軽症ARでは，収縮期駆出量の増加分は少なく相対的ASを生じないため，収縮期雑音が聴取されないことが多い．

このようにAR雑音そのものは拡張期の雑音であるが，収縮期雑音の有無・音量といった収縮期の所見もARの重症度判定に有用である．

AR雑音を聴診する際のポイント
軽症ARの雑音は騒がしい環境では聞き逃されやすい．さらには息をさせたまま聴診すると，雑音と呼吸音との鑑別が難しくなる．そのため，わずかなAR雑音を聴く際には，座位前屈位で呼気止めにして聴診を行う必要がある．ARは高調な音であるために，膜型の聴診器を，聴診器のあとが付くくらいに強く胸壁に押し当て，拡張早期に神経を集中させて聴診する．

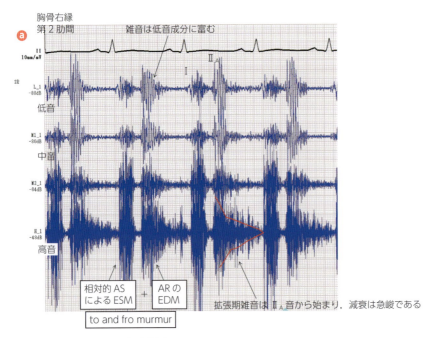

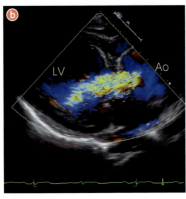

図3　重症ARのto and fro murmur
AR雑音は低音成分に富み，荒々しい感じで，音量も大である．AR雑音の減衰が急峻なことにも注目．重症ARでは相対的な大動脈弁狭窄（AS）となり，収縮期雑音も生じる．大動脈弁を通って血流が収縮期，拡張期に行き来しているため，往復雑音 to and fro murmur と呼ばれる．ESM：駆出性収縮期雑音，Ao：大動脈，LV：左室

肺動脈弁逆流症（PR）

器質的PR

　肺高血圧症を伴わないPRでは，図2bに示すように拡張期の肺動脈-右室の圧較差は小さく，雑音のピッチは高調とはならない．このような雑音はFallot四徴症の術後，特発性肺動脈拡張症などの器質的PRを有する症例で聴取される．図5にMarfan症候群に伴う肺動脈拡大のために生じた器質的PRの雑音を示す．肺動脈圧は高くないため，PRは低調な音となっている．心エコー図のPRのドップラー波形でも最高流速は2 m/sしかなく，低速である．

Graham Steell 雑音

　肺高血圧症に伴う二次性のPRでは，拡張期の肺動脈と右室の間に高い圧較差を生じるため，雑音は高調成分を含むようになる．肺高血圧症で聴取される高調なPR雑音はGraham Steell雑音と呼ばれる．図6に慢性肺血栓塞栓性肺高血圧症に伴う機能的PRの症例を呈示する．肺高血圧症を反映してⅡ$_P$は亢進しており，肺動脈性の駆出音も聴取される．Ⅱ$_P$に続くPR雑音は，高調成分に富み灌水様であり，AR雑音を聴いているような印象を受ける．心エコーのPR連続波ドップラー最高流速も3 m/sを超えている．

[心音の聴診] 拡張期雑音の聴きかた

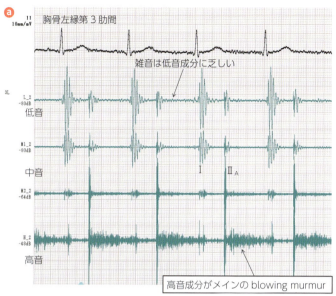

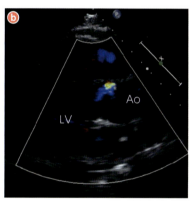

図4 軽症ARのblowing murmur(先天性大動脈二尖弁) ▶
雑音は低音成分に乏しく,風が吹いているような高調な音調であり,blowing murmurと呼ばれる.若年者でAR雑音を聴取した時は,先天性大動脈二尖弁を考える必要がある.

拡張中期雑音 (mid diastolic murmur)

拡張中期雑音は,狭窄した房室弁(僧帽弁,三尖弁)を血流が順行性に通過する時に発生する.これには実際に房室弁の弁口面積が小さくなる疾患(僧帽弁狭窄症:MS,三尖弁狭窄症)と,房室弁を通過する血流が増加するために相対的な房室弁狭窄となる疾患(重症の僧帽弁逆流症やシャント量の多い心房中隔欠損症)の2種類がある.拡張中期雑音は図1で示したように,房室弁が開放した後の急速流入期に生じる.Ⅱ音と房室弁が開放するまでの間には等容拡張期が存在するため,拡張中期雑音はⅡ音の直後ではなく,Ⅱ音から少し遅れて始まる.

僧帽弁狭窄症(MS)

MSでは狭窄した僧帽弁のため,拡張期に左房-左室間圧較差を生じるが,その圧較差は高くても20 mmHg程度と小さく,一方で僧帽弁を通過する流量は多いため,雑音は低調でゴロゴロというrumbling murmurとなる.図7に心房細動例のMSランブルを示す.ランブルはⅡ音直後から始まるのではなく,僧帽弁開放音に続く急速流入期から始まる.

MSのランブルを聴診する際のポイント
ランブルのピッチは低いため,心尖部

75

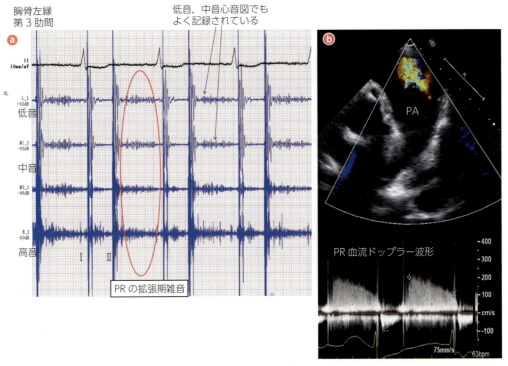

図5　低調なPR雑音（肺動脈拡大に伴う器質的PR雑音）
本例では肺動脈圧は高くないため，雑音は低調な音調となっている．大動脈弁，僧帽弁は機械弁置換術後のため，開放・閉鎖時に人工弁クリックを呈している．PA：肺動脈

でベル型の聴診器を用いて聴診する．ランブルが明らかでない時は，左側臥位にしたり（側臥位にした直後に聴こえやすい），下肢を挙上させたりすると，ランブルが聴こえだすことがある．

相対的房室弁狭窄を生じる疾患

重症の僧帽弁逆流症，小児でみられる大きな左右シャントを有する心室中隔欠損症や動脈管開存症では，僧帽弁を通過する血流が増すため，相対的MSとなり拡張中期雑音を生じる．このような相対的MSによる拡張中期雑音はCarey Coombs雑音と呼ばれる．本来この言葉は急性リウマチ熱の時に聴取される心尖部ランブルを指していたが，今日では相対的MSによる拡張期ランブルの総称として用いられる．またシャント量の多い心房中隔欠損症や重症三尖弁逆流症では，三尖弁通過血流が増加することにより相対的三尖弁狭窄となり，三尖弁性の拡張中期雑音を生じる．

前収縮期雑音（presystolic murmur）

心房収縮性雑音とも言われる．前収縮期雑音は，拡張期終わりの心房のactiveな収縮により，左房から左室に血液が押し込まれる際に生じる．いわば拡張末期の心房収縮性雑音であり，心房細動では消失する．

一般に前収縮期雑音はランブルに比し，音が高調である．この雑音の代表例は，洞調律のMSのpresystolic murmurであり，MSメロディーの一部を構成する．MSメロディーはMSに特徴的な聴診所見を表す言葉で，擬音では「フタッタタルー」と表現される．ここで，「フ」は前収縮期雑音，「タッ」は亢進し

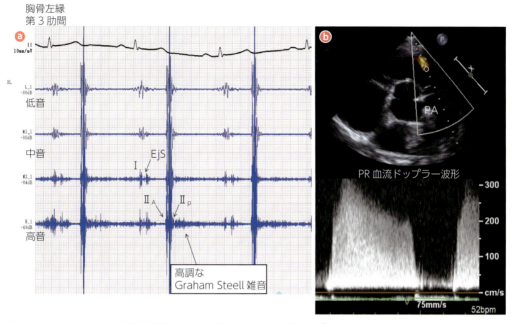

図6　Graham Steell 雑音（肺高血圧症で聴取された PR 雑音） ▶
亢進したⅡpに引き続き，高調な blowing murmur が聴取される．高い圧較差を反映して，PR 雑音は高音成分に富み，あたかも AR のように聴取され，Graham Steell 雑音と呼ばれる．EjS：肺動脈性駆出音

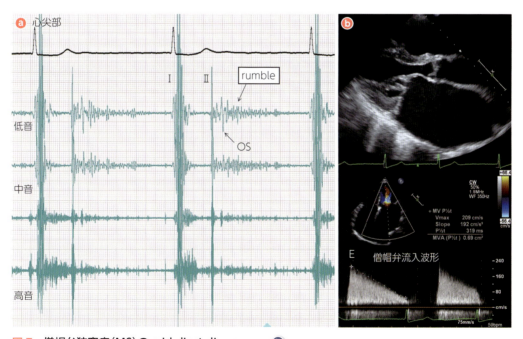

図7　僧帽弁狭窄症（MS）の mid diastolic murmur ▶
ⓐ 心房細動の重症 MS 症例．MS では，拡張中期に低調な雑音が聴取され，rumbling murmur と呼ばれる．ランブルはⅡ音から始まるのではなく，僧帽弁開放音に続いて急速流入期から始まることに注意．OS：僧帽弁開放音
ⓑ 心エコーで僧帽弁の開放は制限されており，E 波は増高している．

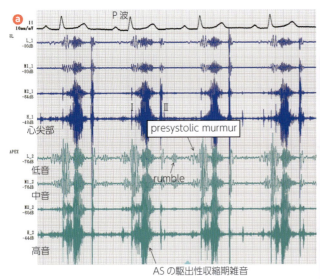
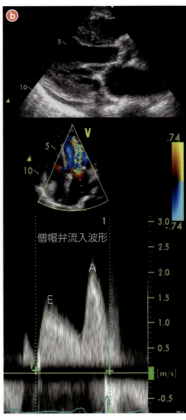

図8 MS患者で聴取されたpresystolic murmur ▶
ⓐ 僧帽弁輪石灰化によるMSの患者で，ASも合併している．拡張中期ランブルに続いて，Ⅰ音手前の前収縮期に拡張期雑音の音量が増しており，この部分がpresystolic murmurである．
ⓑ 心エコーの僧帽弁流入波形でも心房収縮に伴うA波の流速は2 m/sと増している．

たⅠ音，「タ」はⅡ音，次の「タ」は僧帽弁開放音，「ルー」はランブルを指す．前収縮期雑音はMSの亢進したⅠ音の直前にあるため，その存在を単独で認識するのは難しい．そのため，前収縮期雑音をそれと同定するにはMSメロディーの一部としてとらえるようにすればよい．MSの雑音は犬が吠えるのに例えられるが，拡張中期ランブルが低い音で「ウー」と唸り声をあげているところ，吠える直前に唸り声が一瞬大きくなるのが前収縮期雑音，「ワン」と吠えるところがⅠ音という感覚で理解してもよい．

図8に僧帽弁輪石灰化によるMSの患者で聴取されたpresystolic murmurを呈示する．本例ではASも合併している．拡張中期ランブルに続いて，Ⅰ音手前の前収縮期に拡張期雑音の音量が増しており，この部分がpresystolic murmurである．

ピットフォールと注意点

・Levine分類は，本来は収縮期雑音の音量に対する分類であるが，拡張期雑音に対しても同様に用いられる．

・一般にAR雑音の音量はARの重症度と相関し，音量が大きければ大きいほど重症である．しかし雑音がLevineⅢ度弱であるが，手術適応のある重症ARが存在することがある．このような場合は，脈圧が大きいこと，心拡大があること，下肢血圧が上昇していること，といった他のARの身体所見を組み合わせて総合的に重症度を判定する必要がある．

・高齢者のARでは心エコーで中等度以上の逆流があるのに，雑音が聴取されないことがある．この場合，Ⅱ_Aが亢進し有響性を示す

ことが多い．

文献
1）吉川純一：循環器フィジカル・イグザミネーションの
実際，pp49-58，文光堂，2005

心音の聴診

12 連続性雑音の聴きかた
連続性雑音はⅡ音をまたぐ

 マークのついている図の動画・心音をご覧いただけます．
http://www.igaku-shoin.co.jp/prd/03235/

連続性雑音は，収縮期から拡張期にかけて，Ⅱ音を越えて連続的に聴取される雑音と定義される．雑音がⅡ音をまたぎさえすれば連続性雑音であり，必ずしも収縮期-拡張期を通じて途絶えることなく聴こえ続ける必要はない．英語でいうと，連続性雑音は"Murmurs that never end"ではなく，"Murmurs that go beyond the second heart sound"ということになる．

連続性雑音は図1に示すように①狭義の連続性雑音と②収縮期横断性雑音の2種類に分けられる[1]．①狭義の連続性雑音は収縮期-拡張期を通じて連続的に聴こえ，高圧-低圧シャントが存在する時に聴取される．②収縮期横断性雑音（transsystolic murmur）は収縮期を横断しⅡ音をまたぐが，拡張期後半には雑音は消失している．このタイプの雑音は血管に高度の狭窄病変がある時に聴取される．

連続性雑音を聴く際のポイント

連続性雑音を生じる疾患の種類は多い

連続性雑音

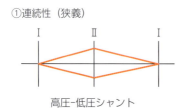

①連続性（狭義）　　　　　②収縮期横断性

高圧-低圧シャント　　　　血管の高度狭窄病変

往復雑音

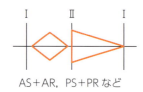 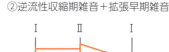

①駆出性収縮期雑音＋拡張早期雑音　　②逆流性収縮期雑音＋拡張早期雑音

AS＋AR，PS＋PR など　　　VSD＋AR，MR＋AR など

図1　連続性雑音と往復雑音
連続性雑音は狭義の連続性雑音と収縮期横断性雑音の2種類に分けられる．狭義の連続性雑音は高圧-低圧シャントがある時に，収縮期横断性雑音は血管に高度の狭窄がある時に聴取される．これに対し，往復雑音は音源を異にする収縮期雑音と拡張早期雑音の組み合わせで生じる．AS：大動脈弁狭窄症，AR：大動脈弁逆流症，PS：肺動脈弁狭窄症，PR：肺動脈弁逆流症，VSD：心室中隔欠損症，MR：僧帽弁逆流症．
〔大木崇（監），福田信夫：心疾患の視診・触診・聴診―心エコー・ドプラ所見との対比による新しい考え方，p31，医学書院，2002 より引用，改変〕

[心音の聴診] 連続性雑音の聴きかた

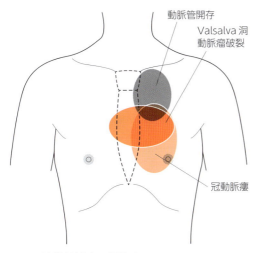

図2　連続性雑音の最強点
動脈管開存(PDA)は胸骨左縁第2肋間，Valsalva洞動脈瘤破裂は胸骨左縁第3肋間，冠動脈瘻は胸骨左縁第4肋間に最強点を有することが多い．
(大倉宏之：連続性雑音が聴こえた場合どのような疾患を考えるのか，また心エコーアプローチをいかに行うか．心エコー 14：338-346, 2013 より引用)

が，代表的な疾患は①動脈管開存症(patent ductus arteriosus：PDA)，②Valsalva洞動脈瘤破裂，③冠動脈瘻の3疾患であり，これら3つで連続性雑音の70〜80％を占めるとされる．

　これらの鑑別に際し連続性雑音の最強点がどこにあるかが重要になる．原則として，雑音の最強点の直下に音源が存在し，①PDAでは胸骨左縁第2肋間，②Valsalva洞動脈瘤破裂では胸骨左縁第3肋間，③冠動脈瘻では胸骨左縁第4肋間に最強点を有することが多い[2]（図2）．

　ただし，Valsalva洞動脈瘤がどこに破裂するか，冠動脈瘻がどこに開口するかにより，雑音最強点の位置は異なり，最強点の位置のみで連続性雑音の鑑別が可能なわけではない．

狭義の連続性雑音（高圧-低圧シャント）

動脈管開存症(PDA)

　PDAは胎生期の動脈管が閉鎖せずに開存したまま残ったものである．PDAの雑音は，大動脈と肺動脈の圧差をもとに発生しており，収縮期，拡張期を通じて両者の圧較差が持続するため雑音は連続性となり，Ⅱ音の少し手前で雑音は最大となる[3]（図3）．原則として本雑音の最強点は胸骨左縁第2肋間にあるが，胸骨左縁第1肋間，胸骨左縁第3肋間に最強点が存在する場合もある．

　図3にPDA症例の心音を示す．本例はシャント量が多いため，雑音は高低調両成分に富み，荒々しく聴取される．このような雑音は，古典的には石臼を挽くような(grinding)とか，機械様(machinery)と表現されてきた．シャント量の少ないPDAでは，雑音は低調成分に乏しく高調成分が主体になり，音量も小さい．またPDAでは常に連続性雑音が聴取されるわけではなく，肺高血圧からEisenmenger化を生じると，圧較差がなくなるため連続性雑音は消失し，肺高血圧に伴う肺動脈弁逆流であるGraham Steell雑音が目立つようになる．

Valsalva洞動脈瘤の右心系への破裂

　大動脈基部のValsalva洞の一部が瘤状に拡大したものがValsalva洞動脈瘤で，先天性のものと外傷や感染に伴う後天性のものがある．Valsalva洞動脈瘤の破裂は，右冠動脈洞にできた瘤が右室に破裂する例が最も多いが，右房に破裂することもある．破裂孔の位置により雑音最強点は異なるが，通常は胸骨左縁第3肋間が最強点であり，PDAの最強点である胸骨左縁第2肋間より低位に位置する．右房破裂例では胸骨左縁第4肋間から心窩部が最強点となる．

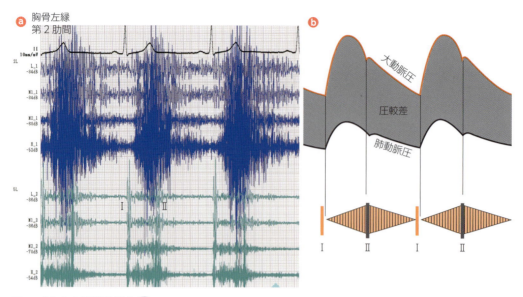

図3 PDAの連続性雑音 ▶

PDAの雑音は，大動脈と肺動脈の圧差をもとに発生する．両者の間には，収縮期と拡張期を通じて圧較差が持続するため，連続性雑音となる．本例はシャント量が多いため，雑音は高低調両成分に富み，荒々しく聴取される（ⓐ）．PDAの雑音は，機械様（machinery），石臼を挽く様（grinding）と表現され，Ⅱ音の少し手前で最大となる（ⓑ）．

（ⓑ吉川純一：循環器フィジカル・イグザミネーションの実際，p58：図3-62，文光堂，2005より引用）

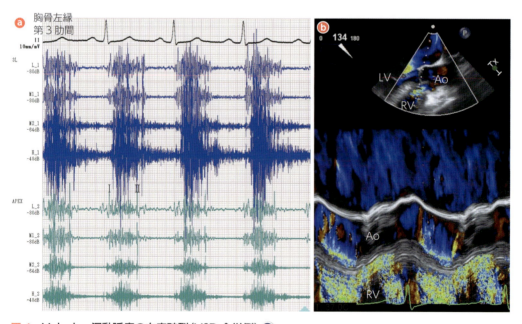

図4 Valsalva洞動脈瘤の右室破裂（VSD合併例） ▶

ⓐ 本例の雑音最強点は胸骨左縁第3肋間にある．
ⓑ 経食道心エコーではValsalva洞右冠尖部が膨隆しており，その先端に孔を認める．カラーMモードでは，孔を通り，収縮期-拡張期を通じて連続的に，大動脈から右室へ向かう血流シグナルを認める．Ao：大動脈，RV：右室，LV：左室．

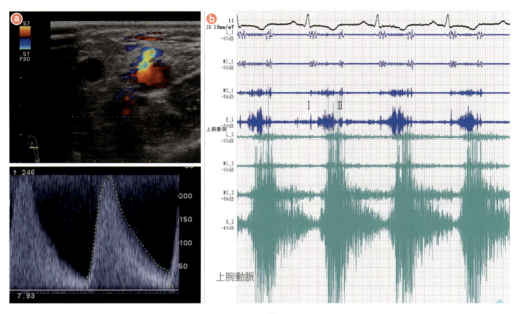

図5 カテーテル検査後に形成された上腕動静脈瘻
ⓐ 上腕動脈から静脈へ収縮期-拡張期を通じて流入する血流を認める．
ⓑ 瘻の上では，連続性の雑音が聴取される．

図4にValsalva洞動脈瘤の右室破裂例を呈示する．本例では心室中隔欠損症（VSD）を伴っていた．先天性のValsalva洞動脈瘤では，高率にVSDを合併する．本例では，雑音最強点は胸骨左縁第3肋間に存在した．経食道心エコーでは大動脈のValsalva洞右冠尖部に孔が開いており，カラーMモードでは収縮期-拡張期を通じて，大動脈から右室へ向かう血流シグナルを認めた．この連続性のシグナルを反映して，雑音も連続性雑音となっている．

冠動脈瘻（coronary artery fistula）

冠動脈の末梢の一部が，心腔内や肺動脈などの異常な部位に開口しているものを冠動脈瘻という．最も多い冠動脈-肺動脈瘻では，冠動脈と肺動脈の圧較差を反映し，連続性雑音を呈する（冠動脈-左室瘻では収縮期に冠動脈と左室に有意な圧較差が存在しないため，大動脈弁逆流のような拡張期雑音となる）．冠動脈瘻では，シャント量は一般に多くなく，Valsalva洞動脈瘤破裂のような強大な雑音を呈するのは稀である．瘻の開口部位により雑音最強点は影響を受けるが，冠動脈-肺動脈瘻では多くは胸骨左縁第4肋間に最強点がある．

医原性動静脈瘻

心臓カテーテル検査を施行した患者では圧迫解除の時に必ず穿刺部の聴診を行い，動静脈瘻を形成していないか確認すべきある．

図5に心カテーテル後に形成された医原性の上腕動静脈瘻の例を示す．上腕動脈から静脈へ流入する血流を認め，連続性雑音を生じている．高拍出性の心不全をみた時には動静脈瘻を鑑別疾患として挙げる必要がある．この場合，動静脈瘻が心臓に近いほど，心不全を生じやすくなる．手術歴や外傷歴がある時には，創部の上に聴診器を置き，連続性雑音が聴取されないか確認する必要がある．

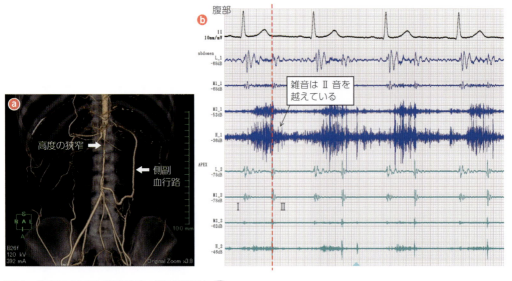

図6　腹部の異型大動脈縮窄の連続性雑音
ⓐ 腹部大動脈に高度の狭窄があり，上腸間膜動脈と下腸間膜動脈の間の側副血行路も認められる．
ⓑ 雑音はⅡ音を越えて持続しており，収縮期横断性の連続性雑音である．

収縮期横断性雑音（局所性動脈狭窄）

　このタイプの連続性雑音は，血管に高度の狭窄病変がある時に聴取される．一般に，血管の狭窄度が強くなるにつれ，雑音のピークは後ろにずれ，雑音の持続時間も長くなる．狭窄が高度になると，雑音はⅡ音をまたぎ，連続性雑音となる．

　血管に高度狭窄を生じる病態には動脈硬化性のものと，高安病などの血管炎によるものがある．動脈硬化が強い患者では，頸部，腹部，大腿の上に聴診器を置き，雑音がないか聴くべきである．腎動脈の高度狭窄が原因で，高血圧を伴う急性肺水腫(flash pulmonary edema)を生じる患者が存在する．そのような患者では，臍より4～7 cm上方の腎動脈上で高調な連続性雑音が聴取される．高安病は女性に多い．橈骨動脈の触診で拍動に左右差がある時には，高安病を疑い，積極的に頸部，胸部，腹部，背部の血管雑音を聴きにいく必要がある．

大動脈縮窄

　大動脈の縮窄でも連続性雑音を生じる．図6に腹部の異型大動脈縮窄の例を示す．本例は，基礎疾患として頭のモヤモヤ病を有していた．腹部で雑音が聴取されるが，雑音はⅡ音を越えて持続しており，収縮期横断性の連続性雑音である．

肺動脈狭窄

　肺高血圧症患者の背部の聴診で連続性雑音を聴取した時は，慢性肺血栓塞栓性肺高血圧症(chronic thromboembolic pulmonary hypertension：CTEPH)を考える必要がある．この雑音は肺血管の高度狭窄により生じる肺血管雑音であり，CTEPHに特徴的であるが，末梢性の肺動脈狭窄，高安病による肺血管でも同様の雑音を生じる．

　図7にCTEPH症例を示す．背部で，Ⅱ音をまたぐ連続性の雑音が聴取される．肺血流シンチグラフィでは多発性の陰影欠損像が認められた．

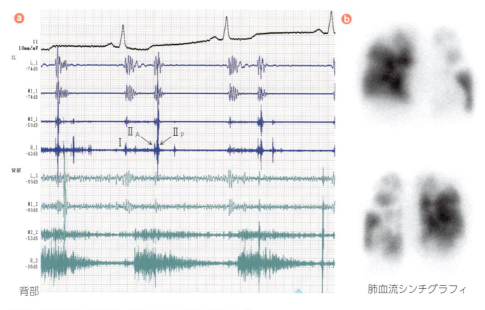

図7　肺高血圧症患者で聴取された連続性雑音 ▶
ⓐ 背部で連続性雑音が聴取される．この雑音は肺血管の高度狭窄により生じ，肺高血圧の原因として慢性肺血栓塞栓性肺高血圧症（CTEPH）を強く疑う所見である．
ⓑ 肺血流シンチグラフィでは多発性の陰影欠損像が認められた．

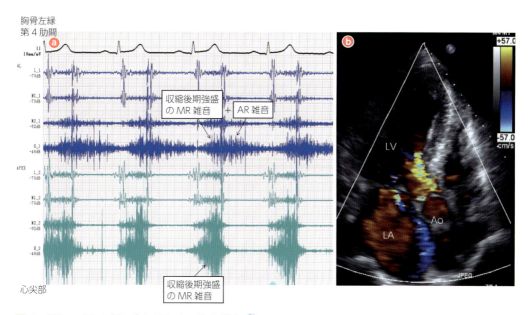

図8　MR＋ARの組み合わせによる往復雑音 ▶
MRの成因は僧帽弁後尖P2の逸脱であり，収縮後期に強盛を示し，心尖部から胸骨左縁に放散していた．このMR雑音にARの拡張早期雑音が加わることにより，胸骨左縁ではあたかもPDAの連続性雑音のように聴取される．LA：左房

ピットフォールと注意点

　連続性雑音と鑑別が必要なものに，往復雑音（to and fro murmur）がある．往復雑音は収縮期雑音と拡張早期雑音という2つの音源を異にする雑音の組み合わせにより生じる．これに対し，連続性雑音の音源は1つである．往復雑音は，図1に示すように，①駆出性収縮期雑音＋拡張早期雑音，②逆流性収縮期雑音＋拡張早期雑音の2タイプが存在しうる．

　①の代表例は大動脈弁狭窄症＋大動脈弁逆流症（AS＋AR），肺動脈弁狭窄症＋肺動脈弁逆流症（PS＋PR）である．この場合，収縮期雑音はⅡ音の手前で終わり，雑音とⅡ音との間にgapが存在するため，連続性雑音との鑑別は容易である．

　②の代表例としては，心室中隔欠損症＋大動脈弁逆流症（VSD＋AR），僧帽弁逆流症＋大動脈弁逆流症（MR＋AR）が挙げられる．こちらは①と異なり収縮期雑音はⅡ音の前で途切れないため，連続性雑音との鑑別が難しい．

　往復雑音では，Ⅱ音を境に雑音の性質や音量が突然変化したり，収縮期の雑音と拡張期の雑音の最強点が異なっていることがあり，そのような場合は往復雑音を疑うことができる．

　図8にMR＋ARの組み合わせによる往復雑音の心音を示す．MRの成因は僧帽弁後尖P2の逸脱であり，収縮後期に強盛を示し，心尖部から胸骨左縁にかけて放散していた．このMR雑音にARの拡張早期雑音が加わり，胸骨左縁ではあたかもPDAの連続性雑音のように聴取された．収縮期雑音は心尖部で最強であることから，往復雑音を想起することが可能ではあるが，鑑別は難しい．

文献

1) 大木崇（監），福田信夫：心疾患の視診・触診・聴診―心エコー・ドプラ所見との対比による新しい考え方，pp31-42，医学書院，2002
2) 大倉宏之：連続性雑音が聴こえた場合どのような疾患を考えるのか，また心エコーアプローチをいかに行うか．心エコー 14：338-346, 2013
3) 吉川純一：循環器フィジカル・イグザミネーションの実際，pp58-63，文光堂，2005

Ⅱ 各論

2 症例から学ぶ循環器疾患の診かた

弁膜症

1 症例1
70代女性．
大動脈弁狭窄症

マークのついている図の動画・心音をご覧いただけます．
http://www.igaku-shoin.co.jp/prd/03235/

> **症例** 70代女性．農業に従事．
> - **病歴** 以前から高血圧症で近医加療中であった．今回，心雑音の精査のため当院へ紹介された．農作業もできており，明らかな胸痛・息切れの自覚はなく，失神の既往もない．
> - **胸部X線写真** 心胸郭比(CTR)56%で，左第4弓が軽度突出していた(図1a)．
> - **心電図** ST-T変化を伴う左室肥大の所見を認めた(図1b)．
> - **頸動脈** 遅脈，小脈を認めた(図2)．
> - **頸静脈** 頸静脈の圧は正常であったが，a波は増高していた(図3)．
> - **心尖拍動** 外側偏位は目立たないが，抬起性かつ二峰性の心尖拍動を触知した(図4)．
> - **聴診** 胸骨右縁第2肋間(2RSB)に最強点を有するLevine Ⅳ/Ⅵ度の荒々しい駆出性収縮期雑音を聴取し，Ⅱ$_A$の減弱を認めた．心尖部では，高調な澄んだ雑音を聴取し，Gallavardin現象と考えられた(図5)．右鎖骨の上に聴診器を置くと，大動脈弁狭窄症(AS)雑音が明瞭に聴取された(図6)．
> - **心エコー** 大動脈弁の高度の開放制限があり，最高速度は5.9m/sと，5m/sを超えておりvery severe ASと診断した(図7)．左室肥大はあるが，左室の収縮性は保たれていた．
> - 手術適応と考えられ，大動脈弁生体弁置換術を施行．手術所見では大動脈弁は三尖であり，高度の石灰化を認めた．

聴診のポイント

駆出性収縮期雑音

ASの診断に際して最も重要である．ASでは，低音成分と高音成分が混在した荒々しいharshと形容される駆出性収縮期雑音が聴取される．この雑音は疾患特異性が高く，この雑音を聴いただけでASと診断できるほどである(図5)．心臓聴診を学び始めて，最初に聴診で診断がつけられるようになる疾患は現在ではASと思われる．

一般にASが重症になると，雑音の音量は増す．そのため聴診で，軽症ASと中等症以上のASの区別は容易である．ただし，重症のASであっても心拍出量が低下すると，大動脈弁通過流速が速くなくなり，雑音の音量は小さくなることに注意が必要である．これには①ASが進行し左室駆出率(EF)が低下した古典的low flow low gradient severe ASと，②左室EFは保持されているが左室が小さいため圧較差が小さくでるparadoxical low flow low gradient severe ASという2つの病態が存在する．

ASが重症になるにつれ，雑音のピークの時相は遅れる．軽症ASでは収縮期前半にピークを認めるが，重症ASでは収縮期中期から後期にかけてピークが移動する．

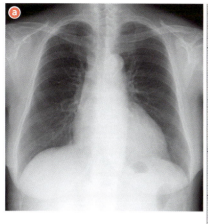
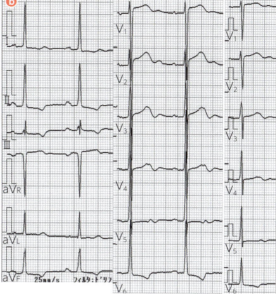

図1　胸部 X 線写真，心電図
ⓐ CTR は 56％ で，左第 4 弓の軽度突出を認める．
ⓑ ST-T 変化を伴う左室肥大の所見を認める．

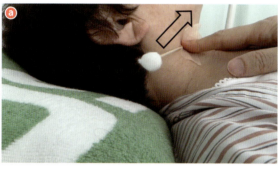
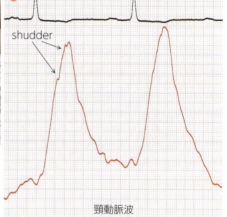

図2　頸動脈の触診 ▶
ⓐ 頸動脈の上に綿棒を置いている．収縮期には綿棒が矢印の方向に持ち上がるが，立ち上がりの速度はゆっくりで（遅脈），振幅も小さい（小脈）．
ⓑ 頸動脈波は立ち上がりが遅く，わずかに shudder も観察される．

　雑音の最強点は古典的な大動脈弁領域である 2 RSB にあるとは限らず，2 RSB と心尖部を結ぶ範囲上の，どこに存在してもよい（図 8a 赤の領域）．右肩にタスキを掛けたような形であり，sash area と呼ばれる．

　高齢者では AS 雑音は，しばしば楽音様になる．心尖部には AS 雑音の低音成分が伝わりにくいため，心尖では雑音の荒々しい成分が失われ，高調で pure な楽音様雑音として聴取されることがあり，Gallavardin 現象と呼ばれる（図 5，8b）．この場合，僧帽弁逆流（MR）雑音との鑑別が問題となる．

右鎖骨上での雑音聴取

　右鎖骨の上に直接，聴診器を置くと，AS 雑音が明瞭に聴取される（図 6，8a）．骨は音をよく伝達するため，慢性閉塞性肺疾患（COPD）や肥満のせいで胸壁上で雑音が聴取されにくい場合には，右鎖骨が雑音の最強点となることも時に経験される．右鎖骨上で収

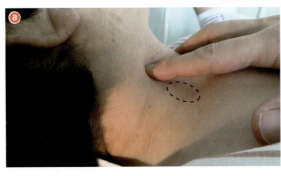
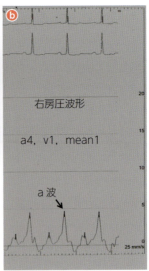

図3　頸静脈と右房圧波形 ▶

ⓐ 指で頸動脈を触診し，収縮期のタイミングを確認しながら，内頸静脈を観察している（点線で囲んだ部分）．
ⓑ 内頸静脈拍動の上端が臥位で認められ，頸静脈圧は正常であるが，a波が目立つ．右心カテーテル検査時の右房圧波形では，a波の増高を認めた．

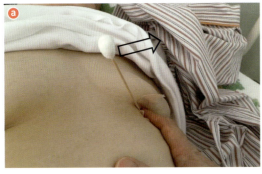
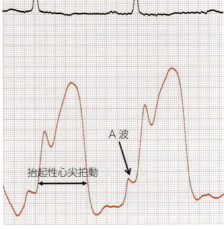

図4　心尖拍動 ▶

ⓐ 心尖部に綿棒を置いている．心尖拍動の外側偏位は目立たない．綿棒が矢印の方向に動くのが収縮期である．
ⓑ 心尖拍動は収縮期全体にわたって長く触れる抬起性拍動を示し，心房収縮波（A波）と併せて二峰性の心尖拍動となっている．

縮期雑音が聴取されない重症 AS はほとんどなく，その診断において感度は非常に高く有用な所見である．AS を疑った場合は，ぜひ鎖骨上に聴診器を持っていき，聴診を行うようにしてほしい．

II_A の減弱

AS が重症になると，収縮期に弁はわずかに開放するだけとなり，閉鎖に際しても発する音が小さくなり，II_A が減弱する．II_A が減弱していれば重症の AS であり，その特異度は高い．ただし逆は真ならず，AS が重症であっても II_A が減弱していないことはしばしば経験される．

II 音の奇異性分裂

AS が重症になると左室駆出時間が延長し，II_A の出現が遅れるため，II 音が II_P，II_A の順に聴取される奇異性分裂が出現する．ただし，この所見を聴診で認識するのは非常に困難で，心音図に記録してみてはじめて II 音の奇異性分裂に気付くことが多い．

[弁膜症] 症例 1　70 代女性．大動脈弁狭窄症

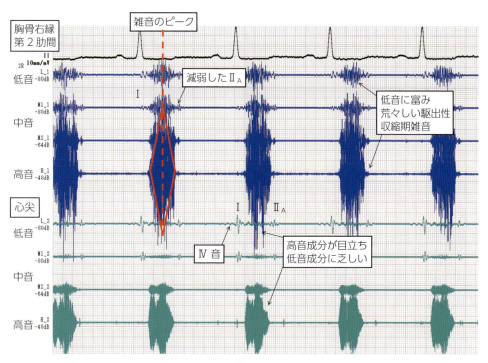

図 5　心音〔胸骨右縁第 2 肋間（2 RSB），心尖〕 ▶
2 RSB に最強点を有する Levine Ⅳ/Ⅵ度のダイヤモンド型の荒々しい駆出性収縮期雑音を聴取した．雑音のピークは収縮中期に存在し，ⅡAは減弱していた．心尖部では，高調な澄んだ雑音を聴取し，Gallavardin 現象と考えられた．心音図では，わずかにⅣ音を認めるが，聴診での認識は困難である．

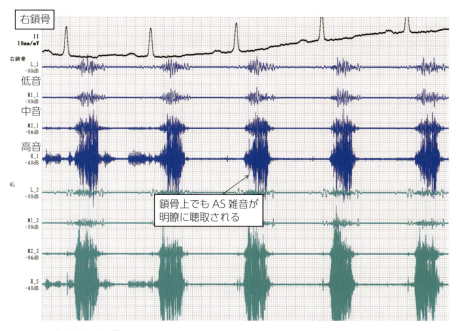

図 6　心音（右鎖骨） ▶
右鎖骨の上に聴診器を置くと，AS に特徴的な荒々しい雑音が明瞭に聴取された．

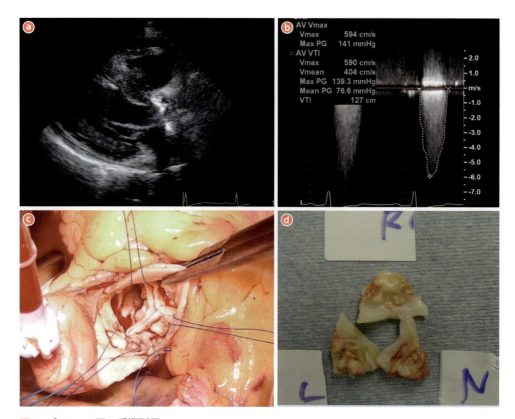

図7 心エコー図，手術所見
ⓐⓑ 心エコーでは大動脈弁の高度の開放制限があり，最高速度は 5.9 m/s と very severe AS を認めた．左室肥大はあるが，左室の収縮性は保たれていた．
ⓒⓓ 手術適応と考えられ，大動脈弁生体弁置換術を施行．手術所見では大動脈弁は三尖で，高度の石灰化を認めた．

Ⅳ音

ASで左室コンプライアンスが低下すると，Ⅳ音が出現する．しかしAS患者では心音図でⅣ音を認めても，聴診でⅣ音ありと認識するのは難しい．これには，後方隠蔽と呼ばれる現象が関係している．Ⅳ音を脳で認識しようとしたタイミングで，すぐ後の大きな雑音が聴こえてくるため，小さな低調な音であるⅣ音は脳に音として認識され難くなる．ASの場合，触診で二峰性心尖拍動を触れることにより，Ⅳ音ありと認識するほうが聴診より容易である（図4）．ASでは通常Ⅲ音は聴取されないが，非代償性心不全を生じ，左房圧が上昇するとⅢ音が出現する．

大動脈駆出音

大動脈弁が開放する時に生じる音で，大動脈二尖弁に伴うASで聴取されやすい．ただASが重症になり，大動脈弁自体がわずかにしか開放しなくなると，大動脈駆出音も減弱，消失する傾向にある．

視診・触診のポイント

頸動脈触診での遅脈・小脈

ASの診断に際し，頸動脈の触診は必須である．ASでは頸動脈の立ち上がりが遅く（遅脈），振幅も小さくなる（小脈）（図2）．高齢者で，頸動脈拍動を触れる場所を探すのに苦

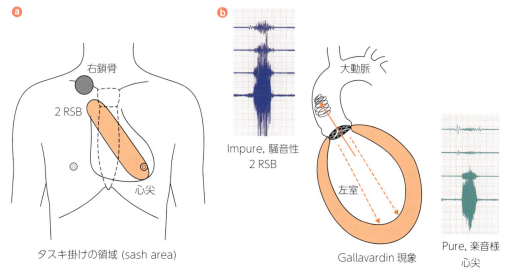

図8　AS雑音の聴取範囲，Gallavardin現象
ⓐ AS雑音の最強点は，赤のタスキ掛けの領域（sash area）のどこに存在してもよい．ほとんどの症例で，右鎖骨上でASの雑音が明瞭に聴取される．
ⓑ AS雑音は荒々しいのが特徴であるが，心尖部には低音成分が伝わらず，同部では高調でpureな楽音様雑音として聴取されることがあり，Gallavardin現象と呼ばれる．
（ⓐ吉川純一：循環器フィジカル・イグザミネーションの実際，p23：図3-2，文光堂，2005より引用，改変）

労すると感じたら，ASの可能性を想起すべきである．頸動脈でshudderと呼ばれる特徴的な鋸歯状の細かい振動を触知することがあり，この所見はASに特徴的である．ただしshudderがあるからASが重症であるとは言えず，必ずしも重症度を反映しない．また高齢者で動脈硬化が強く血管が硬い場合は，ASであっても遅脈を呈さない場合があり，注意が必要である．このため，遅脈がないからといってASの存在を否定することはできない．逆に遅脈があり，shudderを触れた場合には，それだけでASを強く疑うことができる．

抬起性心尖拍動，二峰性心尖拍動の触知

ASでは求心性の心肥大を生じるため，心尖拍動の位置はあまり外側に偏位しないことが多い．左室肥大のため，心尖拍動を触れている時間が長く（抬起性），拍動が指に吸いつくように感じられることが多い．左室肥大によるコンプライアンス低下のため，心房収縮に伴って左室が拡がり振動し，Ⅳ音をA波として触知することが多い．この場合，心尖拍動は二峰性となる（図4）．

頸静脈でのa波増大

重症ASでは，頸静脈でa波の増高が認められることが多い（図3）．右室と左室は共通の心膜に包まれており，心室中隔を共有するため，左室は右室の血行動態に影響を及ぼすことが知られており，Bernheim効果と呼ばれる．ASによる左室肥大があると，Bernheim効果により右室の拡張期血液充満が障害され，代償的に右房収縮が亢進する結果，頸静脈a波が増高する．

鑑別を必要とする疾患

大動脈弁硬化（aortic valve sclerosis）

大動脈弁の変性がASほど強くはなく，大

動脈弁通過流速が軽症ASの基準である2.5 m/sを超えない時は，大動脈弁硬化と呼ばれる．本状態と，軽症ASとは連続的な病態である．大動脈弁硬化では，ASと比較し雑音音量は小さく，より早期に雑音のピークがある．高齢者における大動脈弁硬化症の頻度は高く，日常臨床で遭遇する機会がきわめて多い．大動脈弁硬化の聴診所見を心エコーで計測された弁流速と対比するのを習慣づけ，フィードバックをかけていると，聴診でかなり正確に流速，圧較差を言い当てることができるようになる．

閉塞性肥大型心筋症（HOCM）

HOCMも駆出性収縮期雑音を生じ，ASとの鑑別を要する．両者の鑑別には，頸動脈の触診が最も役に立つ．HOCMでは頸動脈の立ち上がりは急峻であり，ASとは対照的である．

問診で聴くこと

ASに伴う自覚症状（胸痛，失神，心不全症状）の有無を問診で確認する必要がある．ただ高齢者では無意識のうちに活動度を落としていることが多く，そのために自覚症状が乏しいことがある．患者さんと一緒に歩いたり，階段を上ったりして，ASに由来する症状が出現しないか確認する．

併せて行うべき検査

心エコーは必須であり，ASの定量的評価を行う．動脈硬化性のASでは冠動脈病変を合併することが多く，術前には冠動脈造影検査を行う．また，経カテーテル的大動脈弁留置術（transcatheter aortic valve implantation：TAVI）を行う場合には，CTで大動脈弁輪径の計測が必要である．

文献

1) 大木崇（監），福田信夫：心疾患の視診・触診・聴診—心エコー・ドプラ所見との対比による新しい考え方，pp116-121，医学書院，2002
2) 吉川純一：循環器フィジカル・イグザミネーションの実際，pp169-174，文光堂，2005

弁膜症

2 症例2
60代男性.
僧帽弁逆流症

 マークのついている図の動画・心音をご覧いただけます.
http://www.igaku-shoin.co.jp/prd/03235/

症例 60代男性. 無職.

- **病歴** 生来健康で，これまで心雑音を指摘されたことはなかった．5年前に退職してからは健診も受診していなかった．2カ月前から労作時の息切れを自覚するようになり，近医を受診した．心不全と診断され，当院へ紹介入院となった．
- **胸部X線写真** ポータブルでの撮影ではあるが，心拡大と左胸水貯留を認めた（図1a）．
- **心電図** 左室肥大と左房負荷の所見を認めた（図1b）．
- **頸静脈** 頸静脈圧は上昇し，拍動の最高点は座位で顎下まで達した．
- **触診** 心尖拍動は中腋窩線上にあり広い範囲で心尖拍動を認め，触診では抬起性拍動とrapid filling waveを触れた（図2）．傍胸骨拍動も認められた．
- **聴診** 心尖部に最強点を有するLevine IV/VI度の逆流性収縮期雑音を聴取した．拡張期にはIII音とCarey Coombs雑音を聴取した（図3）．
- **心エコー** 僧帽弁後尖medial scallop（P3）が逸脱しており，重症の僧帽弁逆流症（MR）を認めた（図4）．左室は拡大しており，左室駆出率は43％と低下，中等度の肺高血圧症も認めた．僧帽弁形成術の適応と考えられたが，患者さんが手術を受け入れることができず，心不全症状が軽快した後に退院となった．

聴診のポイント

逆流性収縮期雑音

MRでは逆流性収縮期雑音が聴取される．雑音の音量が大きいほど，一般にMRは重症である．また，高調でblowingな雑音のMRは軽症であり，低音成分が混じり荒々しい雑音のMRは重症である（本書『収縮期雑音の聴きかた』p64参照）．

MR雑音の最強点は原則，心尖部にあり，雑音が心尖部から左腋窩に伝達していれば，まずはMR雑音を考える．ただし，僧帽弁後尖 middle scallop（P2）の逸脱ないし腱索断裂では，MRジェットの向きが左房前壁に沿うため最強点が胸骨左縁に移動し，胸骨右縁第2肋間や右鎖骨でもMR雑音が明瞭に聴取されることがあるため注意が必要である（図5）．

MRを生じる基礎疾患や重症度の違いによりMR雑音のパターンは異なるため，以下に順に述べる．

急性ないし重症のMR

中等症までのMRでは雑音は紡錘型を示すことが多い．これに対し，急性ないし重症のMRでは，雑音がダイヤモンド型になるという特徴がある[1]（図6）．急性のMRは腱索断裂，感染性心内膜炎，心筋梗塞に伴う乳頭筋断裂などで生じる．急性のMRでは左房が拡大する時間的余裕がなく左房のコンプ

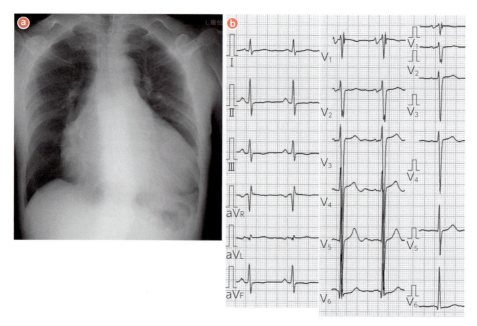

図1 胸部X線写真，心電図
ⓐ ポータブルの胸部X線写真：心拡大と左胸水貯留を認めた．
ⓑ 心電図では左室肥大と左房負荷の所見を認めた．

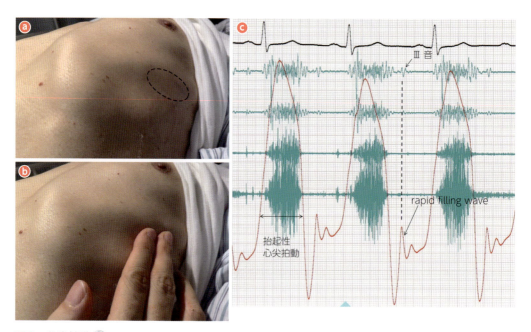

図2 心尖拍動 ▶
ⓐ 心尖拍動は中腋窩線上にあり，点線の広い範囲で認められた．
ⓑ 触診では抬起性心尖拍動と rapid filling wave を触知した．
ⓒ Ⅲ音と rapid filling wave が時相的に一致することに注目．

[弁膜症] 症例2 60代男性．僧帽弁逆流症

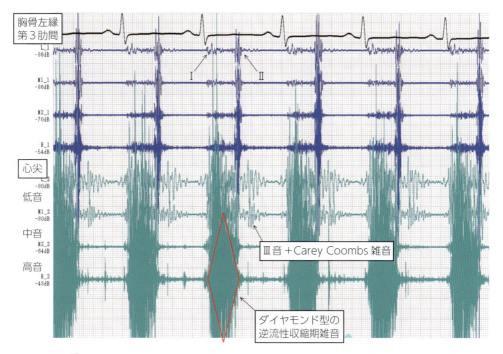

図3 心音 ▶

心尖部に最強点を有するLevine Ⅳ/Ⅵ度の逆流性収縮期雑音を聴取した．雑音は高音，低音両方の成分に富み，心音図ではダイヤモンド型であった．拡張期には，Ⅲ音とCarey Coombs雑音を聴取した．

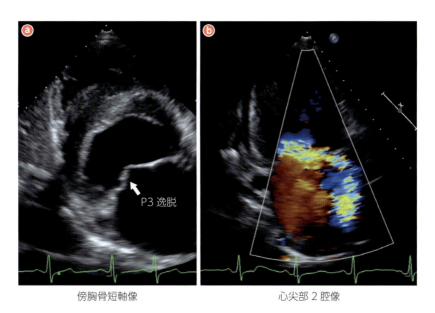

図4 心エコー

ⓐ 僧帽弁後尖P3の逸脱を認める．
ⓑ カラー・ドップラーでは，同部から吹く重症の僧帽弁逆流症 (MR) を認めた．

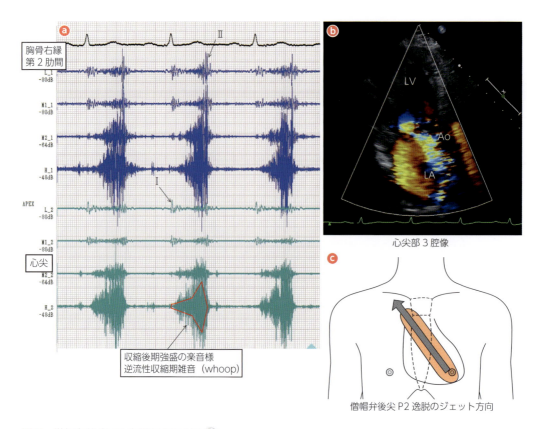

図5 僧帽弁後尖P2逸脱によるMR ▶
ⓐ 収縮後期にかけて音量が増大するMR雑音を聴取する．これは僧帽弁逸脱に特徴的である．心尖部ではMR雑音はwhoopあるいはhonkと表現される楽音様に聴取される．
ⓑ，ⓒ 僧帽弁後尖P2の逸脱では，逆流ジェットは左房の前壁に向かって偏位して吹き，大動脈の走行に沿うため，胸骨右縁第2肋間でも雑音音量は大である．Ao：大動脈，LA：左房，LV：左室

ライアンスが低いために，また重症のMRでは左房への逆流量が多いために，左房圧波形のv波が増高し，収縮後期にかけて左房圧が急激に上昇する．そのため，収縮期後半には左室と左房との圧較差が減じ，収縮期雑音はダイヤモンド型となる．乳頭筋断裂による急性MRでは左房圧の著明な上昇と左室圧の低下のため，重症であるにもかかわらず雑音の音量が小さかったり，時には雑音がまったく聴取されないことがある．

僧帽弁逸脱（mitral valve prolapse：MVP）によるMR

MVPに伴うMRは，収縮期後半に雑音が増大するのが特徴である（図5）．これは収縮が進むにつれ左室が小さくなり，逸脱の程度が増強するためである．このような収縮後期強盛を示すMRの重症度は中等症までのことが多い．MVPでは弁組織が共鳴することにより，whoopあるいはhonkと表現される楽音様のMR雑音が聴取されることが時に経験される（図5）．

MVPでは雑音出現に先立ち，弁の逸脱に伴って収縮期クリックが聴取されることがある（図7）．クリックは，僧帽弁前尖が逸脱する時に聴取されることが多い．収縮中期クリックに引き続き雑音が聴取される場合は，click and late systolic murmurと呼ばれ，MVPによるMRに特異的であり，聴診だけでMVPによるMRと診断可能である．

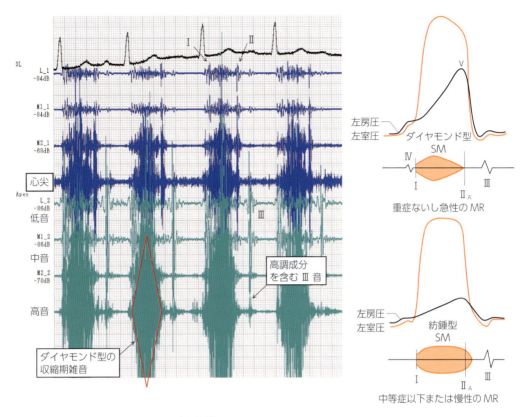

図6 ダイヤモンド型の重症MR雑音 ▶

中等症のMRでは雑音は紡錘型であるが，重症ないし急性MRの場合，収縮後期にかけて左房圧が急激に上昇し，左室と左房の圧較差が急に小さくなるため，雑音はダイヤモンド型となる．左室の収縮性が保たれている重症MRでは，Ⅲ音が高調成分に富むことがある．SM：収縮期雑音
〔右図：大木崇（監），福田信夫：心疾患の視診・触診・聴診―心エコー・ドプラ所見との対比による新しい考え方，p101，医学書院，2002 より引用，改変〕

リウマチ性MR

　リウマチ熱の激減に伴い，リウマチ性MRは現在の日本では出会う機会が少なくなった．リウマチ性MRでは，雑音が平坦なパターンを示すことが多い．弁のリウマチ性変化のため，通常は僧帽弁狭窄（MS）の合併が多少なりともあるため，僧帽弁開放音（OS），ランブルがMR雑音とともに聴取されることが多い（図8）．

虚血性MR，機能性MR

　心筋梗塞後や拡張型心筋症などの左室収縮機能が低下する疾患に伴う二次性のMRを，それぞれ虚血性MR，機能性MRと呼ぶ．これらの疾患では僧帽弁自体には異常を認めないが，左室の形態変化により僧帽弁が腱索を介して心尖外側方向に引っ張られるため（tetheringと呼ばれる），僧帽弁に接合不全を生じMRが出現する．虚血性，機能性MRの特徴は，心エコーでは逆流が多く重症であっても，聴診では雑音の音量は小さく，LevineⅠ～Ⅱ度にしかすぎない場合が多く認められることである．また，虚血性，機能性MRでは，心雑音の大きさが心不全の状態によりダイナミックに変化し，心不全改善に伴い雑音が減弱することも特徴的である．

Ⅲ音，Carey Coombs雑音

　重症のMRでは左房から拡張期に大量の血液が流れ込むために，Ⅲ音や相対的MSによる拡張中期ランブルであるCarey

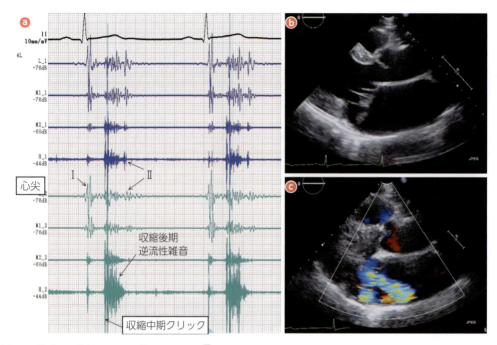

図7 click and late systolic murmur ▶

ⓐ 収縮中期にクリックを認め，その後に収縮後期逆流性雑音を聴取する．これは click and late systolic murmur と言われ，僧帽弁逸脱とそれに伴う MR に特徴的である．クリックは，僧帽弁前尖が逸脱している時に聴取されることが多い．

ⓑ，ⓒ 心エコーでは前尖，後尖とも大きく逸脱し，MR を認める．

（近森病院　中岡洋子氏，窪川渉一氏のご厚意による）

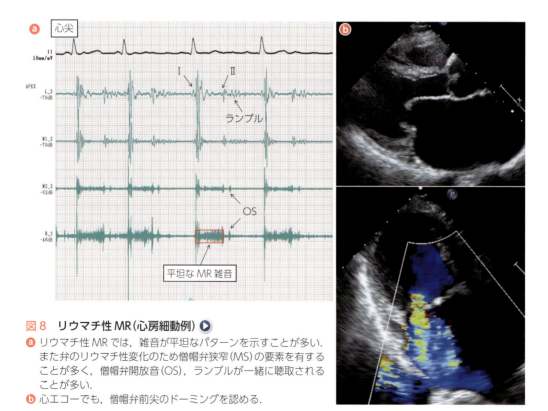

図8 リウマチ性 MR（心房細動例）▶

ⓐ リウマチ性 MR では，雑音が平坦なパターンを示すことが多い．また弁のリウマチ性変化のため僧帽弁狭窄（MS）の要素を有することが多く，僧帽弁開放音（OS），ランブルが一緒に聴取されることが多い．

ⓑ 心エコーでも，僧帽弁前尖のドーミングを認める．

Coombs雑音が聴取されることがある（図3）．Ⅲ音が存在すれば，一般にMRは重症であると考えてよい．ただし，基礎に左室機能低下があり二次性に機能性MRを生じている場合は，Ⅲ音は左室機能低下に伴うⅢ音であって，必ずしもMRは重症でないことがある．またリウマチ性MRではMS合併により拡張中期ランブルが聴取されることが多く，ランブルがあってもMRは重症でない場合がある．

Ⅲ音は一般に低調な心音であるが，重症のMRではⅢ音が強大かつ高調成分に富むことがある（図6）．

Ⅳ音

左房の拡大・変性を伴うような慢性のMRでは左房収縮能が減弱するため，通常Ⅳ音は聴取されない．しかし，急性のMRでは左房の収縮性は保たれており，左房に急激に圧がかかるために，Ⅳ音を聴取しうる．

Ⅱ音の幅広い分裂

MRが重症になると，左室から左房へ逆流量が増すため，左室から大動脈への前方駆出量が減少し，大動脈弁が早期に閉鎖する．このためⅡ$_A$が前方に移動し，Ⅱ$_A$とⅡ$_P$の分裂間隔が幅広くなる．

視診・触診のポイント

心尖拍動の外側偏位

慢性のMRでは左室の容量負荷により遠心性左室肥大を生じるため，心尖拍動は左下方に偏位し，抬起性の拍動を呈する（図2）．

Ⅲ音の触知

Ⅲ音に一致してrapid filling waveを触知できることがある（図2c）．

傍胸骨拍動

重症MRでは傍胸骨領域で拍動を触知することがある．これには右室拍動による場合と左房拍動による場合がある．MRが原因で二次性に肺高血圧を生じると右室圧負荷のために，右室拍動が触知されるようになる．また重症のMRで，左房が拡大し，左房圧が上昇すると胸骨左縁で左房拍動を触知できるようになる．

MRで傍胸骨拍動を認めた場合，これが右室拍動なのか，左房拍動なのか，あるいは両者を触れているのかの鑑別が問題となる．心尖拍動と同じタイミングで傍胸骨に拍動を触れれば右室拍動であり，心尖拍動より若干遅れたタイミングで傍胸骨に拍動を触れれば左房拍動であると考えられるが（本書「右室拍動，そのほかの拍動の診かた」，p24参照），実際には鑑別は難しいことが多い．

鑑別を必要とする疾患

大動脈弁狭窄症（AS）

重症ASと重症MRの鑑別は，意外に難しい．これは，MRが重症になると雑音がダイヤモンド型になり，ASの駆出性収縮期雑音のパターンに類似することによる．重症MRではⅢ音が高調化することがあり，これをⅡ音と勘違いすると，雑音がⅡ音の手前で終了している，つまりは駆出性収縮期雑音であると誤認してしまうことになり，ASと間違われる（図6）．さらには，僧帽弁後尖P2の逸脱例では胸骨右縁第2肋間や右鎖骨上で明瞭に雑音が聴取されることがあり（これはAS雑音が聴取される領域である），このこともASと間違われる要因となる．

MRとASの鑑別に最も役立つのは，頸動脈の触診である．MRでは頸動脈の立ち上がりは正常であるのに対して，ASでは遅脈となる．

心室中隔欠損症(VSD), 三尖弁逆流症(TR)

両疾患とも逆流性収縮期雑音を呈し，MRとの鑑別を要する．VSDでは，雑音最強点は心尖部ではなく，胸骨左縁に存在する．また幼少時から心雑音を指摘されていることが多い．肺高血圧を伴わないTRは雑音のピッチが低調であり，高調な成分を有するMRとは音調が明らかに異なることから鑑別可能である．ただし，肺高血圧を伴うTRでは雑音が高調となり，右室が心尖部まで拡大することも加わって，MRとの鑑別が難しい．吸気時に雑音音量が大きくなる現象(Rivero-Carvallo徴候)が認められれば，TRの可能性が高い．また頸静脈で収縮期陽性波を認めれば，TRが疑わしい．

併せて行うべき検査

今日，MRの最多の原因は僧帽弁逸脱，腱索断裂などの変性病変である．これらを手術する場合には，僧帽弁置換術ではなく僧帽弁形成術が原則選択される．このため術前には，経胸壁，経食道心エコーでの逸脱部位の評価が必須となる．

文献
1) 大木崇(監), 福田信夫：心疾患の視診・触診・聴診—心エコー・ドプラ所見との対比による新しい考え方, pp100-115, 医学書院, 2002

弁膜症

3 症例3
70代男性.
大動脈弁逆流症

マークのついている図の動画・心音をご覧いただけます.
http://www.igaku-shoin.co.jp/prd/03235/

症例 70代男性. 無職.

- **病歴** 50歳の時に初めて心雑音を指摘されたが,自覚症状がなく経過観察されていた.最近になり,散歩時に易疲労感,動悸を自覚するようになったため,当院へ紹介された.
- **胸部X線写真** 心胸郭比(CTR)62%と心拡大を認めた.上行大動脈,腕頭動脈,大動脈弓は拡大しており,左第4弓の突出を認めた(図1a).
- **心電図** ST-T変化を伴う左室肥大の所見を認めた(図1b).
- **頸動脈** 頸動脈の拍動が目立ち,触診では大脈,速脈であり,二峰性脈(pulsus bisferiens)を認めた(図2).
- **上腕動脈** 上腕動脈の拍動が目立ち,聴診ではピストル射撃音が聴取された(図3).血圧は146/26 mmHgであり,著明な拡張期血圧の低下と脈圧の開大を認めた.
- **心尖拍動** 心尖拍動は左中腋窩線上にあり2肋間にわたる広い範囲で拍動を認め,触診では抬起性拍動を触れた(図4).
- **聴診** 胸骨右縁第3肋間に最強点を有するLevine Ⅲ/Ⅵ度の拡張期逆流性雑音を聴取した.収縮期には相対的大動脈弁狭窄(AS)による駆出性収縮期雑音が聴取され,拡張期雑音と併せ,往復雑音(to and fro murmur)を呈していた.胸骨右縁第3肋間のほうが,胸骨左縁第3肋間よりも雑音音量が大きく,right-sided AR(大動脈弁逆流症)であった(図5).
- **心エコー** 大動脈弁右冠尖(RCC)が逸脱しており,偏位して吹く重症のARを認めた(図6).左室拡張末期径71 mmと左室は拡大しており,収縮性の低下を認めた.手術適応と考えられ,大動脈弁生体弁置換術を施行.術中所見では,右冠尖が他の弁尖より延長しており,逸脱を認めた.

聴診のポイント

逆流性拡張期雑音

ARでは大動脈弁の閉鎖不全のため,拡張期に大動脈から左室へと血液が逆流し,Ⅱ_Aから始まる拡張早期雑音を生じる.拡張期の大動脈と左室の圧較差は大きいため,AR雑音は高調な成分を含む.軽症ARでは,この高調成分が目立つため,灌水様雑音が聴取される.軽症ARの小さな雑音を聴取するには,座位で軽度前屈位とし,呼気止めで聴診する必要がある.これに対し,重症ARでは逆流量が多いため低調成分が多く加わり,雑音は荒々しい感じとなる.また重症ARでは拡張期大動脈-左室圧較差が急激に減少するため,雑音の減衰も急峻となる.

通常,AR雑音の最強点は胸骨左縁第3肋間(Erbの領域)にある.しかし,雑音が胸骨左縁第3肋間より胸骨右縁第3肋間で大きく

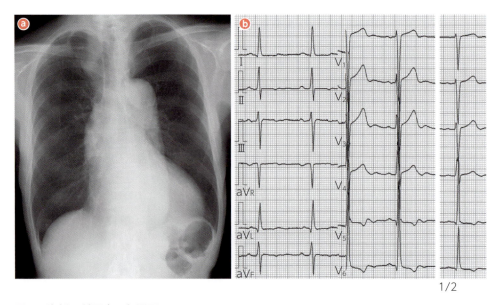

図1　胸部X線写真，心電図
ⓐ CTRは62％と拡大し，左第4弓が突出している．上行大動脈，大動脈弓，腕頭動脈の拡大が目立つ．
ⓑ 心電図では，ST-T変化を伴う左室肥大の所見を認める．

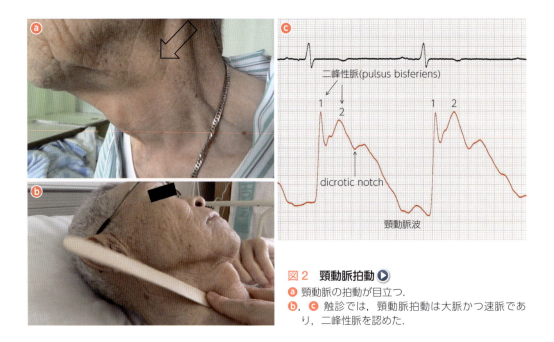

図2　頸動脈拍動
ⓐ 頸動脈の拍動が目立つ．
ⓑ，ⓒ 触診では，頸動脈拍動は大脈かつ速脈であり，二峰性脈を認めた．

聴こえる場合があり，right-sided ARと呼ばれる（図5）．Right-sided ARが聴取される時は，上行大動脈が拡大して右方へ突出するような疾患（大動脈弁輪拡張症，大動脈瘤，梅毒など）を考える必要がある．

時にARの拡張期雑音が楽音様となり，あたかも鳩の鳴き声のように聴取されることがあり，dove coo murmurと呼ばれる．これは逆流に伴って，大動脈弁ないし大動脈壁が規則正しい周波数で振動するために生じる．図7にdove coo murmurが聴取された患者の心エコーMモード像を示す．拡張期に大動

[弁膜症] 症例3 70代男性．大動脈弁逆流症

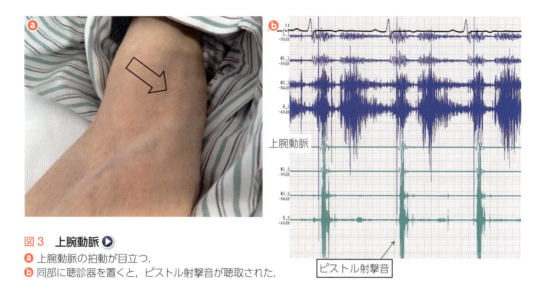

図3　上腕動脈 ▶
ⓐ 上腕動脈の拍動が目立つ．
ⓑ 同部に聴診器を置くと，ピストル射撃音が聴取された．

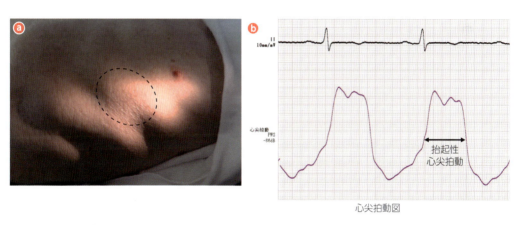

図4　心尖拍動 ▶
ⓐ 心尖拍動は左中腋窩線上にあり，外側に偏位していた．また点線で囲んだ2肋間にわたる広い範囲で拍動が認められた．
ⓑ 触診では抬起性拍動を触れた．

脈弁が規則正しく震えており，これが楽音様雑音の音源となっていることがわかる．本例のように収縮期雑音が目立たない場合，拡張期雑音があまりに印象的であるため，拡張期と収縮期を間違えることがあり，注意が必要である．

相対的AS雑音

ARが重症になると，収縮期には大動脈に大量の血液が駆出されるため，大動脈弁は相対的ASとなり，駆出性収縮期雑音を生じる．このため，重症ARでは収縮期雑音，拡張早期雑音と2つの雑音が聴取されるようになり，往復雑音と呼ばれる．相対的AS雑音は，器質的なAS雑音と異なり，その音量は大きくなく，雑音のピークも収縮期前半に位置する．

心尖部拡張中期ランブル（Austin Flint雑音）

ARでは，僧帽弁に器質的狭窄がないにもかかわらず，心尖部で僧帽弁狭窄(MS)様の

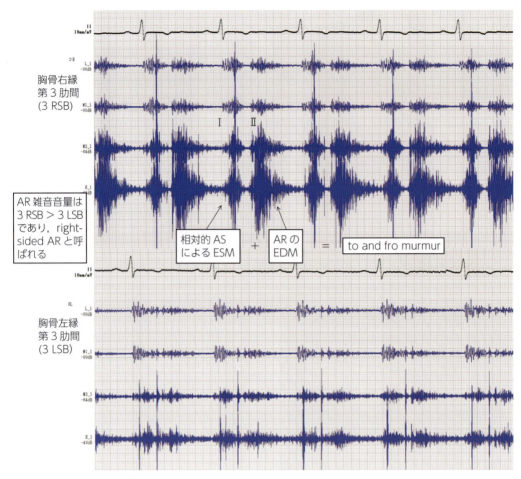

図5 right-sided AR ▶

ARのEDMと相対的ASによるESMが聴取され，往復雑音（to and fro murmur）となっている．雑音音量は，胸骨左縁第3肋間（Erb領域）より，胸骨右縁第3肋間のほうが大きく，right-sided ARであった．Right-sided ARでは，上行大動脈が拡大する疾患を考える必要がある．
AR：大動脈弁逆流症，AS：大動脈弁狭窄症，EDM：拡張早期雑音，ESM：駆出性収縮期雑音

低調なランブルが聴取されることがあり，Austin Flint雑音と呼ばれる（図8）．

リウマチ性心臓弁膜症が多かった時代は，AR患者で心尖部にランブルが聴取された場合，リウマチ性ARにMSが合併しているか，あるいはAR単独でAustin Flint雑音が聴こえているかの鑑別が重要であった．リウマチ熱が激減した現在，Austin Flint雑音が聴取されれば，ARの重症度は中等症以上あるということに，その臨床的意義がある．本雑音の発生機序に関しては，AR逆流ジェットが僧帽弁に当たり僧帽弁の開放制限を生じ

ているとする説や，単にAR雑音の低音成分が心尖部に伝播しただけという説など諸説あり，現在でも意見の一致をみていない．

心音

ARではⅡ音分裂がはっきりせず，単一なⅡ音であることが多い．僧帽弁逆流とは対照的に，ARでⅢ音が聴取されるのは稀で，Ⅲ音が聴かれる場合は，左室収縮性が低下し心不全を呈していることが多い．ARの成因が大動脈二尖弁である時や，大動脈の拡大がある時は，大動脈駆出音が聴取されることがある．

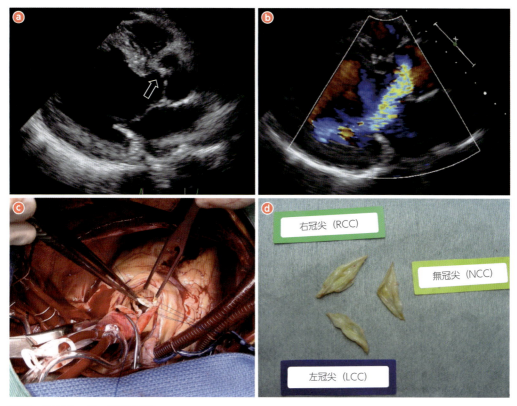

図6 心エコー図,手術所見
ⓐ,ⓑ 心エコー図では大動脈弁右冠尖(RCC)の逸脱があり(矢印),同部から吹く重症のARを認めた.左室拡張末期径71 mmと左室は拡大しており,収縮性の低下を認めた.
ⓒ,ⓓ 手術適応と考え,大動脈弁置換術を施行.術中所見では,RCCは延長しており,逸脱を認めた.

視診・触診のポイント

ARの身体所見の大きな特徴は,拡張期血圧の低下と脈圧の増大である.以下に述べるARの各種の末梢徴候は,ARの大きな脈圧を反映したものである.

頸動脈の速脈,大脈

ARでは,頸動脈の立ち上がりは速くなり,振幅は大きくなる.このため,頸動脈の拍動が視診で目立つようになり,Corrigan脈と呼ばれる.頸動脈の触診では,特徴的な二峰性脈が認められることがある(図2).二峰性脈は,重症ARの全例で認められるというわけではなく,高度の逆流例でも二峰性脈を示さない例もあり,その感度は高くない.

Hill 徴候

ARがあると,血圧計で測定した下肢動脈の収縮期圧が,上肢動脈の収縮期圧より20 mmHg以上高くなり,Hill徴候と呼ばれる.ARが重症になるほどこの差が大きくなるため,その重症度評価に役立つ.下肢血圧が上肢血圧より60 mmHg以上高い場合,ARは重症と考えてよい.下肢閉塞性動脈硬化症の評価にABI(Ankle Brachial Index)が測定されることが多いが,AR患者ではこの検査でHill徴候が認められるか否かに注目するとよい.

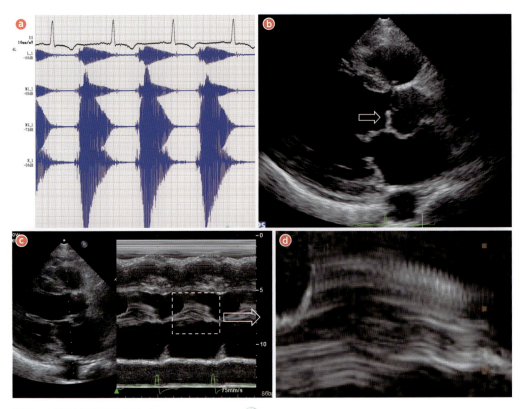

図7 大動脈弁逸脱による dove coo murmur ▶
ⓐ AR雑音は楽音様であり，鳩のクークーという鳴き声に似ていることから，dove coo murmur と呼ばれる．
ⓑ 心エコーでは大動脈弁無冠尖（NCC，矢印）が逸脱している．
ⓒ M モードでは拡張期に大動脈弁が規則正しく振動していた．
ⓓ ⓒの四角の点線部を拡大したものを示す．

ピストル射撃音

重症 AR では，末梢動脈（上腕動脈，大腿動脈）の上に聴診器を置くと，脈拍に伴って血圧測定時の Korotkoff 音のような音が聴取され，ピストル射撃音と呼ばれる（図3）．この音は，末梢動脈の内圧が急激に上昇するために生じる．

Duroziez 徴候

AR 患者で，大腿動脈上に聴診器を置き，同部を聴診器で圧迫した時に往復雑音が聴取される現象のことを指す．強く圧すると収縮期の雑音が聴こえるのは当然であるが，拡張期の雑音は AR に特徴的で，実際に大腿動脈レベルで拡張期に血液が心臓のほうに向かって逆流していることを意味する．

De Musset 徴候

心拍に一致して，頭部が前後に揺れる現象である．

Quincke 徴候

脈に一致して爪下の血管床が，赤くなったり白くなったりする現象を指す．

心尖拍動の外側偏位

慢性の AR では左室の容量負荷により遠心性左室肥大を生じるため，心尖拍動は左下方に偏位し，抬起性の拍動を広い範囲にわたって触知する（図4）．

急性 AR の身体所見

急性 AR では，上述の慢性 AR とは違った

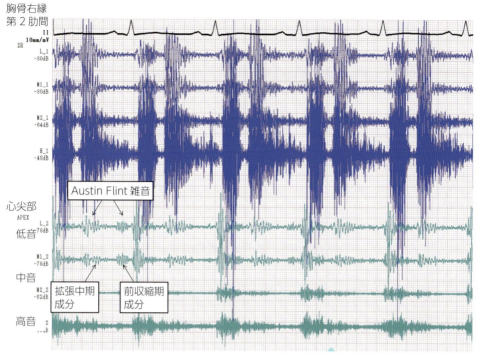

図8 Austin Flint 雑音
AR 患者の心尖部で拡張期に聴取される低調なランブルを，Austin Flint 雑音と呼ぶ．本例では，Austin Flint 雑音は拡張中期と前収縮期の2成分から構成されている．

身体所見を呈する．大動脈解離や感染性心内膜炎，胸部外傷では急性の AR を生じる．急性の重症 AR では，急激な大動脈圧の下降と左室拡張期圧の上昇のために，拡張期後半には大動脈と左室の圧較差がなくなる．このため，急性 AR では，逆流性雑音が拡張期の途中で途絶え，その持続が短くなる．また，左室拡張期圧の高度の上昇に伴い僧帽弁が拡張期の途中で早期に閉鎖すると，Ⅰ音は減弱ないし消失する．急性 AR では脈圧は小さく，収縮期血圧も低くなる．

鑑別を必要とする疾患

Graham Steell 雑音

肺高血圧症で聴取される高調な肺動脈弁逆流の雑音は Graham Steell 雑音と呼ばれる．雑音のみでは AR との鑑別は難しいが，Graham Steell 雑音では他の肺高血圧に伴う身体所見が認められる．

Austin Flint 雑音と MS ランブル

Austin Flint 雑音は，MS ランブルと鑑別が必要である．MS では Ⅰ 音が亢進し，opening snap が聴取されることが多い．これに対し，Austin Flint 雑音では Ⅰ 音は減弱し，opening snap を欠く．

冠動脈左室瘻

冠動脈瘻のうち，冠動脈左室瘻では AR のような拡張期雑音を呈する．鑑別には，心エコーが必要である．

弁膜症

症例 4

70代男性．
三尖弁逆流症

 マークのついている図の動画・心音をご覧いただけます．
http://www.igaku-shoin.co.jp/prd/03235/

症例 70代男性．無職．

- **病歴** 30年前から心房細動があり，近医でジギタリスによる心拍数コントロールと，ワルファリンによる抗凝固療法がなされていた．10年前から下腿浮腫に対して，利尿薬の投与が開始された．下肢の浮腫，労作時の息切れが徐々に増悪してきたために，紹介入院となった．
- **胸部X線写真** 心胸郭比（CTR）76％と心拡大を認めた．気管分岐角の開大，右第2弓の突出があり，両心房の拡大が目立つ．左第4弓も突出している（図1a）．
- **心電図** リズムは心房細動であるが，f波の振幅は小さく，心房筋の変性が疑われた（図1b）．
- **頸静脈** 臥位では外頸静脈が怒張していた．座位では，頸静脈圧は著明に上昇しており，内頸静脈が収縮期に膨隆するのが観察された．内頸静脈の拍動に一致して，耳介も外側に動いていた．頸静脈波は収縮期陽性波を示した．右心カテーテル検査では，右房は右室と同じ圧波形を示し，心室化していた（図2）．
- **傍胸骨拍動** 胸骨左縁で傍胸骨拍動を触知し，右室負荷が疑われた（図3a）．
- **肝拍動** 肝臓が心拍に一致して拍動しているのが観察された．肝拍動図は，頸静脈波と同様の収縮期陽性波を示した（図3d）．
- **聴診** 胸骨左縁第5肋間では，LevineⅢ/Ⅵ度の紡錘型の逆流性収縮期雑音が聴取され，三尖弁逆流（TR）雑音と考えられた．Ⅲ音，ランブルも伴っていた．心尖部では，収縮後期強盛を示すⅢ/Ⅵ度の僧帽弁逆流（MR）による逆流性収縮期雑音を聴取した（図4）．
- **心エコー** 両心房ともに拡大していたが，特に右房の拡大が顕著であった．左室，右室は拡大していたが収縮性は保持されていた．カラー・ドップラーでは，重症のTRとMRを認めた（図5）．長期間持続する心房細動により弁輪が拡大し，二次性にTR，MRを生じていると診断した．

TR，MRは重症で手術適応と考えられ，心臓外科で三尖弁形成術，僧帽弁置換術が施行された．

三尖弁疾患は，大動脈弁，僧帽弁疾患と比較するとこれまで重要視されてこず，forgotten valveとも呼ばれてきた．近年になって右心の重要性が認識され，TRは注目されつつある．TRの成因は，器質性（一次性）と機能性（二次性）に分けられる．器質性TRは，外傷や感染性心内膜炎による弁破壊，Ebstein奇形といった三尖弁自体の異常で生じる．機能性TRは，三尖弁そのものには異常は認めないが，右心不全や左心弁膜症，肺高血圧症などが原因で，二次性にTRを生じたものである．

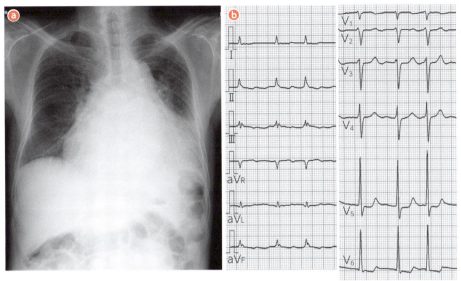

図1　胸部 X 線写真，心電図
ⓐ CTR は 76％ と拡大し，心房の拡大が目立つ．左第 4 弓も突出している．
ⓑ リズムは心房細動であるが，f 波の振幅は小さく，心房筋の変性が疑われる．

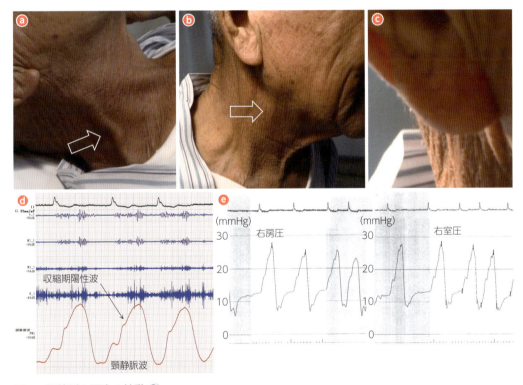

図2　頸静脈と耳介の拍動 ▶
ⓐ 臥位では外頸静脈の拡張が目立つ．
ⓑ 座位では頸静脈圧は上昇し，内頸静脈が収縮期に膨隆するのが観察される．
ⓒ 内頸静脈の拍動に一致して，耳介は外側に動いている．
ⓓ 頸静脈波は収縮期陽性波を示す．
ⓔ 心内圧波形．右房は右室と同じ波形を示している．

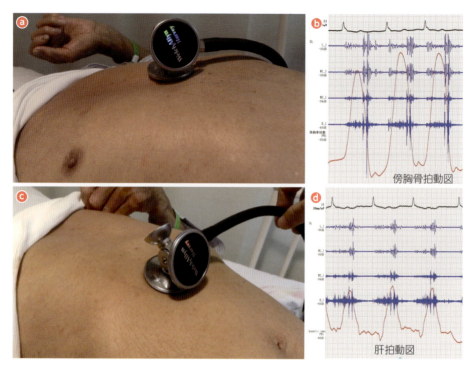

図3　傍胸骨拍動，肝拍動 ▶
ⓐ 胸骨左縁に置いた聴診器が収縮期に持ち上がる．
ⓑ 抬起性の傍胸骨拍動を認める．
ⓒ 肝臓の上に置いた聴診器が心拍に一致して持ち上がる．
ⓓ 肝拍動図は，頸静脈波と同様の収縮期陽性波を示している．

聴診のポイント

逆流性収縮期雑音

　TRでは，逆流性収縮期雑音が聴取される．本雑音の最強点は，胸骨左縁第4〜5肋間に存在することが多い．しかし，右室が拡大し心尖近くまで右室が占めるようになると，左鎖骨中線付近でTR雑音が聴取されることもありうる．

　本雑音の特徴は，吸気時にその音量が増加することで，Rivero-Carvallo徴候と呼ばれる．吸気時に右心への静脈還流量が増加するのに伴い，逆流量も増大する結果生じる．本徴候のTR診断における特異度は高い．しかし，その感度は高くなく，重症TR患者の1/3は本徴候が陰性であるとされ，この徴候がないからTRでないとは言えない．TR雑音のもう1つの特徴は，雑音が楽音様になることで，吸気時に認めることが多い．Rivero-Carvallo徴候が存在し，かつ吸気時に雑音が楽音様に変化すれば，TRと診断してよい．図6に肺動脈性肺高血圧症患者で聴取されたRivero-Carvallo徴候を示す．

　TRの雑音性状を考える時は，右室圧が上昇している高圧TR（high-pressure TR）と右室圧が正常の低圧TR（low-pressure TR）に分けて考えるとよい．

高圧TR

　肺高血圧症で典型的に認められる．高圧TRでは右室圧が高く，右房との間に大きな圧較差が存在する．雑音はこの大きな圧較差を基に発生するため，ピッチは高調となり，かつ雑音の音量も大きいことが多い．高調なピッチで，全収縮期にわたって聴取されるため，逆流性収縮期雑音との認識は容易であ

[弁膜症] 症例4 70代男性．三尖弁逆流症

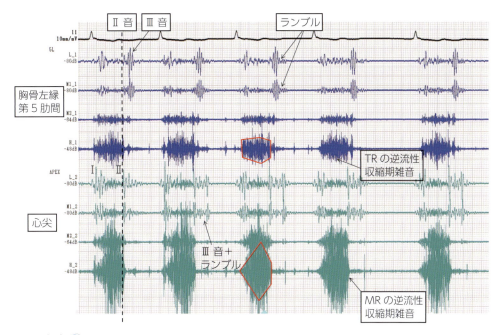

図4　心音 ▶
胸骨左縁第5肋間では，紡錘型の三尖弁逆流(TR)雑音が記録されている．拡張期には，Ⅲ音と持続の短いランブルが認められる．心尖部ではダイヤモンド型の僧帽弁逆流(MR)雑音を認める．TRとMRでは雑音の波形が異なることに注目．

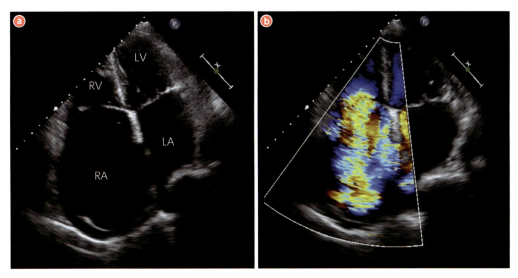

図5　心エコー図（心尖部四腔像）
ⓐ 両心房は拡大しているが，特に右房の著明な拡大が目立つ．少量の心囊液貯留も認める．
ⓑ カラー・ドップラーでは重症のTRを認める．
LA：左房，LV：左室，RA：右房，RV：右室

る．高圧TRは，逆流性収縮期雑音を生じる疾患であるMRや心室中隔欠損症（VSD）との鑑別が必要となる．図7に心房中隔欠損症によるEisenmenger症候群の患者で聴取された高圧TRの雑音を示す．

113

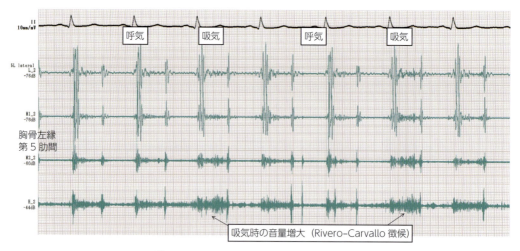

図6 Rivero-Carvallo 徴候 ▶
肺動脈性肺高血圧症患者で聴取された Rivero-Carvallo 徴候．TR の逆流性収縮期雑音は，呼気時に比較し，吸気時に明らかに音量が大きくなっている．

低圧 TR

器質性 TR，心房細動による弁輪拡大が原因の機能性 TR などで聴取される．低圧 TR では右室圧が高くないため，収縮期の右室と右房の圧較差が小さく，低調なピッチの雑音となり，その音量も小さいことが多い．低圧 TR の雑音は，駆出性収縮期雑音との鑑別を要する．一般に，逆流性収縮期雑音と駆出性収縮期雑音を区別するのに雑音のピッチを利用し，雑音が高調なら逆流性収縮期雑音，低調なら駆出性収縮期雑音を想起することが多い．このため，低調な低圧 TR 雑音は，駆出性収縮期雑音と誤認されやすい．逆流性収縮期雑音は通常，全収縮期にわたって聴取されるが，低圧 TR では収縮期後半には右室と右房の圧較差がなくなるために，しばしば収縮早期に限局した逆流性雑音となる．このことも低圧 TR 雑音を，駆出性収縮期雑音と誤る要因となる．

図8に，ペースメーカー・リードが三尖弁の閉鎖を障害することにより生じた TR の心音を示す．TR は重症であるものの，雑音の音量は小さく，低調で目立たない．心音図では，雑音は I 音と同時に始まっているので，逆流性収縮期雑音であるとわかるが，聴診では駆出性収縮期雑音との鑑別が難しい．

拡張中期ランブル（三尖弁流入雑音）

TR が重症になると，拡張期に右房から右室へ大量に血液が流入するため，相対的な三尖弁狭窄の状態になり，ランブルが出現する．本雑音は胸骨左縁で聴取され，吸気時に音量が増大することが多い．

TR が最重症となり，収縮期に三尖弁が接合せず大きな隙間ができると，TR が層流となってしまい，雑音を発生するエネルギーが小さくなるため，収縮期雑音が減弱ないし消失することがある．このような場合でも，拡張期ランブルは明瞭に聴取でき，TR の存在を疑うことができる．図8の症例でも収縮期雑音の音量は小さいが，拡張期のランブルは目立つことから，異常に気付くことができる．

[弁膜症] 症例4 70代男性，三尖弁逆流症

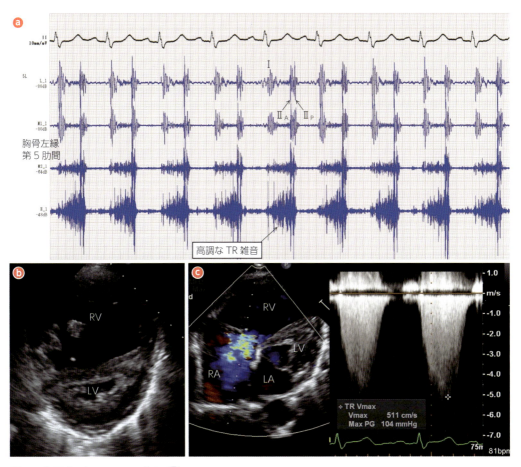

図7 高圧(high-pressure) TR ▶

心房中隔欠損症による Eisenmenger 症候群の患者で聴取された高調な TR 雑音．
ⓐ TR 雑音は，収縮期の右室と右房の高い圧較差を反映して高調なピッチとなっている．肺高血圧のため II 音の肺動脈成分（II$_P$）は亢進している．
ⓑ 収縮期に左室は右室から圧排され，三日月形に変形している．
ⓒ TR の流速は 511 cm/s と速い．

視診・触診のポイント

頸静脈の収縮期陽性波

正常では，収縮期に頸静脈圧は低下し陰性波として認められる．しかし，TR では収縮期に右室から右房へ血液が逆流するために頸静脈圧が上昇し，重症では頸静脈は収縮期陽性波を呈するようになる（図2b, d 参照）．頸静脈圧が上昇している時は，前額部の静脈の怒張を認めることが多い．

耳たぶウィンク徴候

TR が重症の時，頸静脈の拍動に伴って，収縮期に耳介が外方に動くのが観察されることがあり，耳たぶウィンク徴候と呼ばれる（図2c）．

肝拍動

TR では肝臓が腫大する．TR が高度になると，逆流血が下大静脈，肝静脈まで伝わることにより，肝臓が心拍に一致して収縮期に拍動するようになり，pulsatile liver と呼ばれる（図3c）．

115

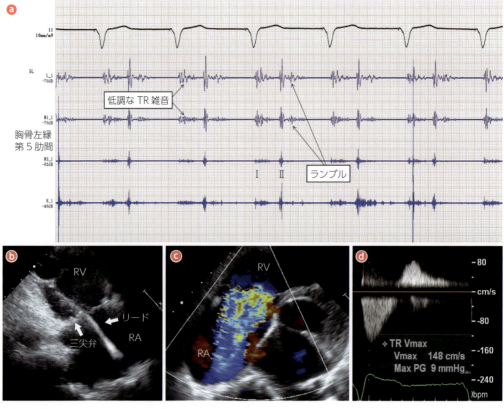

図8 低圧(low-pressure) TR ▶
ペースメーカー・リードが原因で重症TRを生じた患者．
ⓐ TR雑音の音量は小さく，音も低調で目立たず，駆出性収縮期雑音との鑑別が難しい．一方，拡張期ランブルは明瞭である．
ⓑ リードのため三尖弁閉鎖が障害されている．
ⓒ カラー・ドップラーで，重症のTRを認める．
ⓓ TRの流速は148 cm/sと遅く，雑音を発生するエネルギーは小さいと考えられる．

下腿浮腫

下肢静脈の静水圧の上昇に伴って，下腿浮腫を認めることが多い．腹水貯留が著明となることもある．

鑑別を必要とする疾患

心内膜摩擦音

ペースメーカーや植え込み型除細動器で右室リード留置後早期には，リードが心内膜面と接触し擦れることにより，楽音様の心内膜摩擦音を生じることがある[1]．リード留置後は，リードが三尖弁の閉鎖を障害しTRを生じることも多いため，両者の鑑別が問題になる．収縮期のみならず，拡張期にも楽音様雑音が聴取されれば，心内膜摩擦音を考える．

肝臓疾患

TRで慢性右心不全が増悪し，下腿浮腫や腹水が出現する例では，肝硬変などの肝疾患と鑑別を要する．この場合，頸静脈の観察が有用であり，肝硬変ではTRと異なり頸静脈圧は上昇していない．

文献
1) 大木崇(監)，福田信夫：心疾患の視診・触診・聴診―心エコー・ドプラ所見との対比による新しい考え方，p 273，医学書院，2002

弁膜症

症例 5
70代女性. 僧帽弁狭窄症

マークのついている図の動画・心音をご覧いただけます.
http://www.igaku-shoin.co.jp/prd/03235/

- **症例** 70代女性. 主婦.
- **病歴** 3年前に発作性心房細動を起こし, ワルファリンによる抗凝固療法が開始された. 2カ月前に持続性心房細動となったのを契機に非代償性心不全となり, 近医へ入院. この時初めて, 僧帽弁狭窄症（MS）と左房内の血栓を指摘された. 加療目的に当院へ紹介となった.
- **胸部X線写真** 心胸郭比（CTR）70％と心拡大があり, 右第2弓, 左第3弓, 第4弓が突出していた. 上肺野への血流の再分布を認めた（図1a）.
- **心電図** リズムは心房細動であった（図1b）.
- **頸静脈** 頸静脈圧は正常であった.
- **心尖拍動** 心尖拍動は前腋窩線上にあり軽度外側に偏位しており, 抬起性に触れた. I音に一致して心尖拍動図の上行脚に鋭い切れ込みを認め, これは触知可能であった（図2）.
- **聴診** 心尖部では, 亢進したI音, 僧帽弁開放音（opening snap：OS）, 拡張中期ランブルを聴取した. OSは心尖部より, 胸骨左縁第4肋間でより明瞭であった（図3）.
- **心エコー** 僧帽弁は肥厚し, 開放制限を認めた. 僧帽弁前尖は拡張期にドーミングしていた. Pressure half timeから, 僧帽弁口面積は0.91 cm^{2}と計算された. 経食道心エコーでは左心耳に血栓を認めた（図4a〜c）.
- **手術所見** 僧帽弁置換術を施行. 僧帽弁の肥厚, 硬化を認めた. 摘出した左心耳内の血栓は, 黄色の器質化した血栓と赤色の新しい血栓からできていた（図4d, e）.

リウマチ熱の激減に伴い, リウマチ性MS患者を診察する機会は減っている. 一方で, 人口の高齢化に伴い増加しているのが, 僧帽弁輪石灰化（mitral annular calcification：MAC）が進行してMSに至ったもので, degenerative MSと呼ばれる[1]. 本項では最初に, リウマチ性MSについて記載し, その後でdegenerative MSにつき述べる.

聴診のポイント

I音の亢進

MS典型例では, I音は亢進しており, 高調で音量が大きい. MSでは左房-左室間に拡張期圧較差が存在するため, 拡張末期まで僧帽弁は大きく開放している. そのため, 左室収縮開始時に僧帽弁は開放位から閉鎖位へと勢いよく一気に閉じることになり, 大きな閉鎖音を生じ, I音は亢進する. 一般に, MS患者の90％でI音は亢進しているとされる.

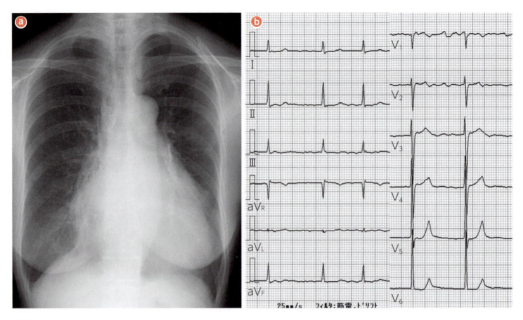

図1 胸部X線写真，心電図
CTRは70%であり，心拡大がある．右第2弓，左第3弓，第4弓が突出しており，上肺野への血流の再分布を認める．リズムは心房細動である．

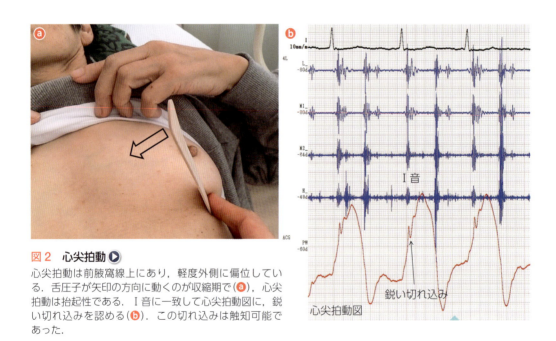

図2 心尖拍動 ▶
心尖拍動は前腋窩線上にあり，軽度外側に偏位している．舌圧子が矢印の方向に動くのが収縮期で（ⓐ），心尖拍動は抬起性である．Ⅰ音に一致して心尖拍動図に，鋭い切れ込みを認める（ⓑ）．この切れ込みは触知可能であった．

しかし，弁腹部の可動性が高度に低下するような重症MSでは，ドーミングが不良となり拡張期開放は小さく，閉鎖に伴う弁の振幅も小さくなるため，Ⅰ音は減弱する．

Ⅰ音の亢進があればMSを疑うべきであり，特に心房細動を有する例ではそうである．Ⅰ音亢進が著明な時は，Ⅰ音は有響性を呈することがある．そのような例を図5に示す．本例では拡張期にドーミングした僧帽弁前尖が，収縮期には左房側に向かってし

[弁膜症] 症例5 70代女性．僧帽弁狭窄症

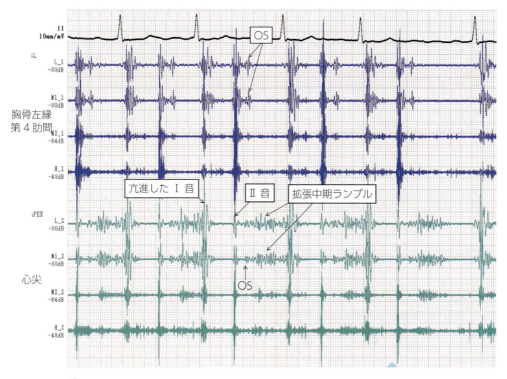

図3 心音 ▶
心尖部では，亢進したⅠ音，opening snap（OS），拡張中期ランブルを聴取する．OSは，心尖部より，胸骨左縁第4肋間でより明瞭である．

なっており，その振幅は大きい．このような亢進したⅠ音は，鋭い衝撃として触知される．

僧帽弁開放音（opening snap：OS）

正常では僧帽弁が開放する時に音はしないが，MSでは弁尖の癒着のため，僧帽弁前尖の開放運動が急激に停止し，この際OSと呼ばれる開放音が生じる．OSは高調な心音であり，鋭く聴取され，snappyな性状を呈する．OSは，心尖部から胸骨左縁にかけて聴取されるが，胸骨左縁第4肋間で最強になることが多い．OS発生には，拡張早期の僧帽弁前尖のドーミングの程度が大事であり，MSが重症で弁腹の可動性が悪くなると，OSは減弱，消失する．

拡張中期ランブル

MSでは拡張中期に左房-左室間に圧較差が存在するため，ランブルと呼ばれる低調な雑音が生じる．英語のrumbleは，遠くで雷がゴロゴロしたり，ボーリングの球がレーンを転がる時の音を指す．ランブルは心尖部に最強点を有する．そのピッチは低いため，心尖部にベル型聴診器を軽くのせ，聴診する．ランブルが聴取される範囲は狭く（聴診器のベルの大きさに収まるような広さである），聴診器を当てる位置がずれてしまうと，ランブルは聴こえなくなってしまう．ランブルがはっきりしない時は，患者を左側臥位にしたり，下肢を挙上させたりした直後に聴診すると，ランブルが明瞭となることがある．しかし，拡張中期ランブルを欠くMSも少なからず存在し，silent MSあるいはmute MSと呼ばれる．

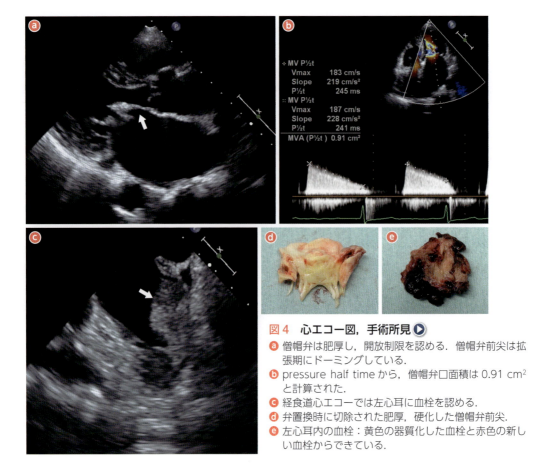

図4 心エコー図，手術所見

ⓐ 僧帽弁は肥厚し，開放制限を認める．僧帽弁前尖は拡張期にドーミングしている．
ⓑ pressure half time から，僧帽弁口面積は 0.91 cm² と計算された．
ⓒ 経食道心エコーでは左心耳に血栓を認める．
ⓓ 弁置換時に切除された肥厚，硬化した僧帽弁前尖．
ⓔ 左心耳内の血栓：黄色の器質化した血栓と赤色の新しい血栓からできている．

MSが重症になれば，左房-左室圧較差が維持されている時間が長くなり，ランブルの持続時間が延長する．ランブルが拡張期全体にわたって聴取されるMSは，狭窄が高度であると言える．

前収縮期雑音

MSの洞調律例では，拡張末期に心房が勢いよく収縮し，左房にたまった血液を狭窄した僧帽弁を介して一気に左室に押し込むために，前収縮期雑音が聴取される．心房細動例では有効な心房収縮を欠くために，原則，前収縮期雑音は聴取されない．

MS メロディー

MSにおける心音，心雑音と圧曲線の関係を図6に示す[2]．MSの聴診に際しては，Ⅰ音の亢進，OS，ランブル，前収縮期雑音を別個に捉えるのでなく，一連のメロディーとして記憶するとよい．そうすれば，聞いた瞬間にMSと判別できるようになる．MSメロディーは，「フタッタタルー」という擬音語で表される．「フ」は前収縮期雑音，「タッ」は亢進したⅠ音，「タ」はⅡ音，次の「タ」はOS，「ルー」はランブルを指す．MSでは，しばしば心房細動を合併するが，心房細動になると前収縮期雑音は消失し，メロディーは「タッタタルー」となる（図6）．

僧帽弁輪石灰化（MAC）による degenerative MS

動脈硬化を基盤とする degenerative MS

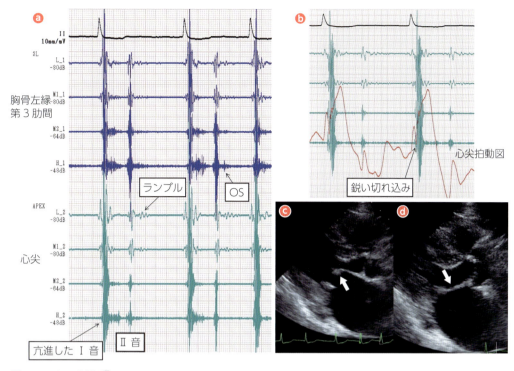

図5　Ⅰ音の亢進
ⓐ Ⅰ音は著明に亢進し，有響性を示す．
ⓑ 心尖拍動図では，Ⅰ音に一致して鋭い切れ込みを認め，衝撃として触知する．
ⓒ，ⓓ 心エコーでは，拡張期にドーミングした僧帽弁前尖が，収縮期には左房側に向かってしなっており，その振幅は大きい．

は，上述のリウマチ性MSとは聴診所見が異なっている．本症では，石灰化が僧帽弁輪部から弁尖に向けて進行してくる．石灰化が高度で弁腹部の可動性が乏しく，ドーミングを生じにくいため，通常OSは聴取されない．同様の理由で，Ⅰ音の亢進も認めない．よって本症では，OS，Ⅰ音亢進を欠き，拡張中期ランブルと前収縮期雑音が聴取されることが多い．

図7にdegenerative MS患者の心音を示す．本例では，動脈硬化性大動脈弁狭窄症（AS）も合併している．このような動脈硬化を基礎とするAS＋MSの患者は，透析患者を中心に近年急速に増加している．

視診・触診のポイント

僧帽弁様顔貌

MS患者では，頬部が毛細血管拡張を伴い紅潮していることがあり（malar flush），僧帽弁様顔貌と呼ばれる．この所見はMSに特異的なわけではなく，低心拍出があり，慢性肺高血圧のため静脈圧が高い心不全患者で認められる．

心尖拍動

純粋なMSでは狭窄した僧帽弁のため，左室は充満不全の状態にあり，左室拡大，肥大の所見は認めない．そのためMSでは，心尖拍動は減弱し，位置も外側に拡大しないとされてきた．しかし実際には，呈示症例の

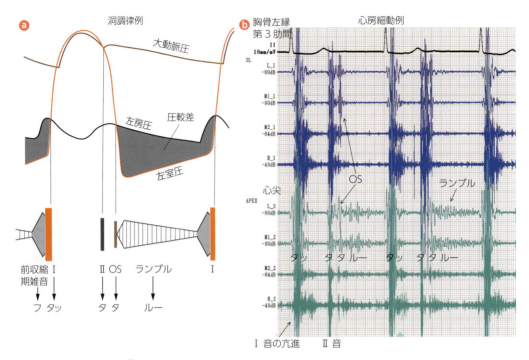

図6 MSメロディー
ⓐ 僧帽弁狭窄症(MS)における圧曲線と心音,心雑音との関係.洞調律のMSでは,「フタッタタルー」というMSメロディーを示す.
ⓑ 心房細動例では,前収縮期雑音を欠くため,メロディーは「タッタタルー」となる.
(ⓐ吉川純一:循環器フィジカル・イグザミネーションの実際,p53:図3-56,文光堂,2005より引用,改変)

ように,心尖拍動が外側に偏位し,抬起性拍動を触れる例も稀ならず経験する.これはMSでは左房が拡大するため,左房から押される形で心尖拍動が外側,前方に突出するためと説明されている.

触診でMSに特徴的な所見は,亢進したⅠ音の触知である.拡張期ランブルに一致して振戦を触れることもある.Ⅰ音と拡張期振戦が触れたならば,触診のみでMSと診断可能である.

傍胸骨拍動

MSで左房圧の上昇から肺高血圧を生じると,右心負荷を反映し傍胸骨拍動が触知されるようになる.

鑑別を必要とする疾患

心房中隔欠損症(ASD)

ASDで,Ⅰ音の三尖弁成分の亢進,三尖弁開放音,三尖弁拡張期ランブルが存在する場合,あたかもMSメロディーのように聴取されることがある.加えてASDでは右心負荷所見を伴うため,MSと病態が類似しており,ますます鑑別が難しくなる.

左房粘液腫

左房粘液腫ではⅠ音が亢進する.腫瘍が僧帽弁口に落ち込み,機能的狭窄を生じれば,ランブルが聴取されることがある.

文献
1) Sud K, et al: Degenerative mitral stenosis: unmet

[弁膜症] 症例5 70代女性，僧帽弁狭窄症

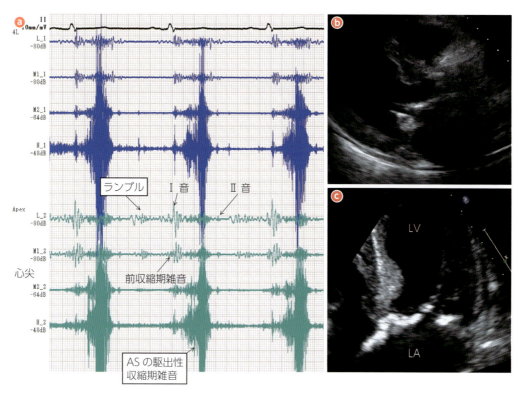

図7 僧帽弁輪石灰化（MAC）による MS（degenerative MS 患者，大動脈弁狭窄症合併例）
ⓐ 拡張中期に低調なランブルを聴取する．
ⓑ，ⓒ 心エコーでは，僧帽弁輪から連続する形で僧帽弁腹の石灰化があり，開放制限を認める．リウマチ性 MS と異なり，弁尖先端は侵されていない．
LA：左房，LV：左室．

need for percutaneous interventions. Circulation 133：1594-1604, 2016
2）吉川純一：循環器フィジカル・イグザミネーションの実際, pp53-54, 文光堂, 2005

心筋症

症例6
6 30代男性．
肥大型心筋症

マークのついている図の動画・心音をご覧いただけます．
http://www.igaku-shoin.co.jp/prd/03235/

症例 30代男性．農業に従事．

- **病歴** 肥大型心筋症（HCM）の診断にて当院フォロー中．これまでに失神の既往なし．今回仕事中に突然 collapse し，その場に居合わせた人により bystander CPR が開始された．15分後に救急隊が到着した時には心室細動（Vf）であり，除細動により自己心拍が再開した．当院へ緊急搬送され入院となった．
- **胸部X線写真** 心胸郭比（CTR）は56％で，心拡大は目立たない（図1a）．
- **心電図** 心電図は著明な高電位であり，ST-T変化を伴う左室肥大の所見を認めた（図1b）．
- **頸動脈** 頸動脈拍動の立ち上がりは速く，収縮期に2回拍動している．頸動脈拍動図では spike and dome pattern の二峰性脈（pulsus bisferiens）を認めた（図2b）．
- **心尖拍動** 心尖拍動は左乳頭線上にあり，心拡大は認めない．心房収縮波（A波）と抬起性の収縮期波により，二峰性心尖拍動（double apical impulse）を示した（図3）．
- **聴診** 胸骨左縁第4肋間に最強点を有する Levine Ⅲ/Ⅵ の駆出性収縮期雑音を聴取した．雑音のピークは収縮中期であった．心尖部でⅣ音を認めた（図4）．
- **心エコー** 非対称性中隔肥厚を認めた．左室流出路にモザイク血流を認めた．同部の血流速度は 4.69 m/s であり，矢印で示す内方に凸のそげた特徴的な波形を呈していた（図5）．
- **経過** 除細動器（ICD）を植え込み，アミオダロンの内服を開始した．

HCMは，左室流出路の狭窄の有無により閉塞性と非閉塞性に分けられる．安静時に 30 mmHg 以上の左室流出路圧較差が存在する場合を閉塞性と定義し，閉塞性肥大型心筋症（hypertrophic obstructive cardiomyopathy：HOCM）と呼ぶ．

聴診のポイント

駆出性収縮期雑音

HOCMでは駆出性収縮期雑音が聴取され，その最強点は心尖部から第3～4肋間胸骨左縁に存在する．HOCMでは僧帽弁が収縮期前方運動（systolic anterior motion：SAM）することにより，左室流出路が動的に狭窄し，心尖部と左室流出路の間に圧較差が出現する[1]（図4b）．いわば動的な大動脈弁下での狭窄（subaortic stenosis）の状態となり，駆出性収縮期雑音が生じる．さらにHOCMではSAMに伴い僧帽弁の接合不全を生じるため，ほとんどの例で僧帽弁逆流症（MR）を合併している．そのためHOCMの収縮期雑音は，subaortic stenosis と MR の両方の雑音が合わさり生じていると考えられる．実際，HOCMの雑音は，大動脈弁狭窄症（AS）の

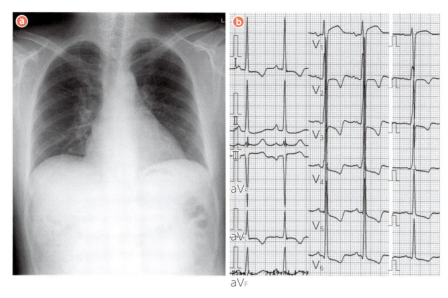

図1 心電図, 胸部X線写真
ⓐ CTRは56％で, 心拡大は目立たない.
ⓑ 心電図は著明な高電位であり, ST-T変化を伴う左室肥大の所見を認める.

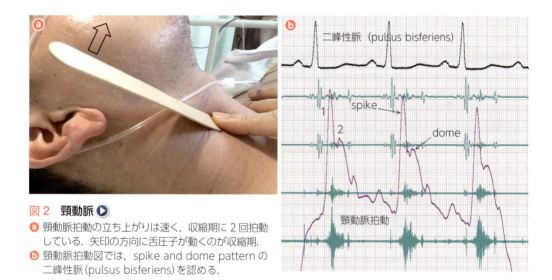

図2 頸動脈 ▶
ⓐ 頸動脈拍動の立ち上がりは速く, 収縮期に2回拍動している. 矢印の方向に舌圧子が動くのが収縮期.
ⓑ 頸動脈拍動図では, spike and dome patternの二峰性脈(pulsus bisferiens)を認める.

荒々しいharshな音とMRの高調なピッチの音が入り混じったような印象を受ける. ここで注意すべきなのは, 通常MRの雑音は全収縮期雑音を示すが, HOCMに伴うMRはSAMと表裏一体の現象であり, 収縮早期には雑音発生エネルギーが少ないため, 駆出性収縮期雑音のように聴取されることである. そのため, 左室流出路狭窄の雑音とMRの雑音を聴診で分けて認識することはできない. 実際, 両雑音のドップラー波形は, どちらも立ち上がりがそげたパターンを呈し, 時相的にも重なっている[1]. HOCMの雑音は心音図でダイヤモンド型の漸増部分が内方に凸のパターンを示すが, これは心エコーのドップラー波形と類似している(図5c).

HOCM雑音の特徴は, 雑音のピークが収

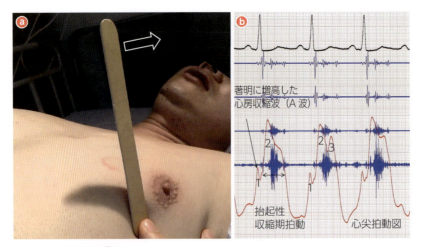

図3　心尖拍動
ⓐ 心尖拍動は左乳頭線上にあり，外側偏位は認めない．舌圧子が矢印の方向に動くのが収縮期．
ⓑ 心尖拍動は，A波と抬起性の収縮期波により，二峰性心尖拍動（double apical impulse）を示す．真中の拍動は収縮期拍動が二峰性となり，三重の拍動（triple ripple）となっている．

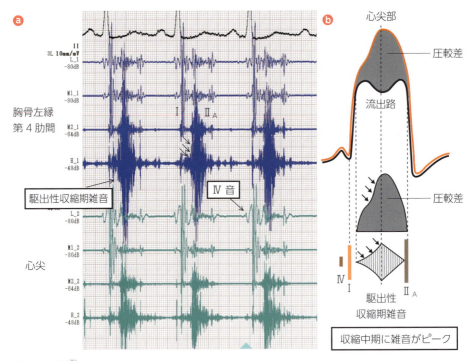

図4　心音
ⓐ 胸骨左縁第4肋間に最強点を有する駆出性収縮期雑音を聴取する．雑音のピークは収縮中期にある．心尖部でⅣ音を認める．
ⓑ 閉塞性肥大型心筋症（HOCM）では心尖部と左室流出路の間に圧較差が存在し，それを基に雑音が発生する．心音図では雑音の漸増部分が内方に凸のそげたパターンを示す（矢印）．
（ⓑ吉川純一：循環器フィジカル・イグザミネーションの実際，p34：図3-21, 文光堂，2005より引用，改変）

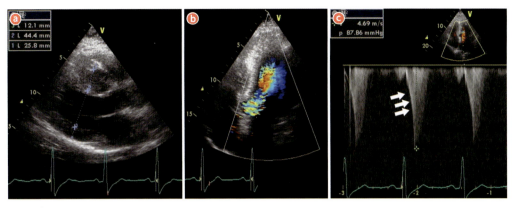

図5 心エコー図
ⓐ 非対称性中隔肥厚を認める．
ⓑ 左室流出路にモザイク血流を認める．
ⓒ 同部での血流速度は，4.69 m/s と加速しており，矢印で示すような内方に凸のそげた波形を呈する．これは心音図の雑音波形と類似している．

縮中期に存在することである．これは SAM による狭窄が最大となるのは収縮中期だからである．これに対し，日常臨床で出会う機会の多い動脈硬化性雑音では，収縮早期に雑音のピークがくる．HOCM では左室流出路の圧較差が軽度であっても雑音ピークは収縮中期に位置するが，これは同程度の圧較差を有する軽症の AS が収縮期前半にピークをもつのと対照的である．

Ⅳ音

HCM は基本に拡張障害があり，これを代償するように心房収縮が亢進するため，Ⅳ音が聴取されることが多い．しかし，HCM で Ⅳ音が聴取されない患者も存在する．特に心尖部肥大型心筋症の患者では，Ⅳ音が明瞭でないことがある．

拡張中期ランブル

HCM では，心尖部で拡張期ランブルが聴取されることがある．本雑音は拡張不全，または MR に伴う相対的僧帽弁狭窄を反映している可能性がある．

視診・触診のポイント

頸動脈

HOCM では，spike and dome pattern の二峰性頸動脈拍動が特徴的である（図2）．収縮初期には血液が勢いよく駆出されるため，頸動脈の立ち上がりは急峻で spike を形成する．収縮中期には流出路狭窄のため大動脈への血液駆出が減少し，拍動は減弱する．収縮後期になり狭窄が軽減し血液駆出が再開すると，弱い拍動を dome として触れる．ただし HOCM 全例に二峰性脈が認められるわけではなく，一峰性の場合もあることに注意すべきである．拍動図では二峰性脈を認めるものの，dome の部分の拍動が小さいため触知しえず，触診では一峰性としか感じられない例も多い．

心尖拍動

HCM では求心性の心肥大を呈するため，心尖拍動の位置は外側に偏位しておらず，拍動は抬起性で力強く触れる．触診で，Ⅳ音を増高した心房収縮波（A波）として触れることが多い．この場合，抬起性の収縮期拍動と

表1 HOCM と AS との鑑別

	HOCM	AS
頸動脈拍動	立ち上がり速い，二峰性脈	遅脈，小脈，shudder 触知
雑音の聴取される範囲	胸骨右縁，鎖骨上では雑音が減弱	鎖骨上でも明瞭に雑音聴取 頸部に放散
Valsalva 負荷による息ごらえ相での雑音変化	音量増加	音量減少
立位での雑音変化	音量増加	音量減少
期外収縮後の雑音変化	音量増加が著明（3 倍以上）	音量増加は軽度（1.5 倍）

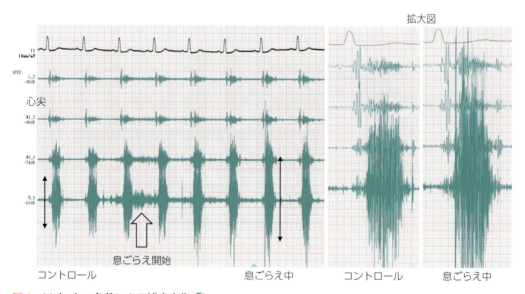

図6 Valsalva 負荷による雑音変化

HOCM では，Valsalva 負荷の息ごらえ相で，収縮期雑音の音量が増加する．これは静脈還流量が減少し，左室内の動的狭窄が増強するためである．図の矢印のタイミングで，息ごらえを開始している．コントロールに比較し，息ごらえ中は，明らかに雑音音量が増加している．

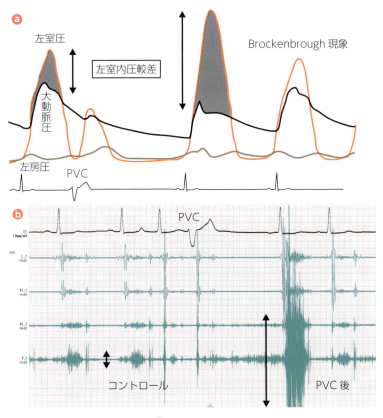

図7 Brockenbrough現象
ⓐ HOCMでは，代償性休止期を有する期外収縮後の心拍においては，収縮性亢進に伴い動的狭窄が強まり，雑音が増強し，大動脈の脈圧が低下することが知られている．これはBrockenbrough現象と呼ばれる．左室内圧較差が，期外収縮後に増大しているのに注目．
ⓑ 期外収縮後の心拍において，心雑音の音量増加は著明である．
PVC：心室性期外収縮

併せて，二峰性心尖拍動(double apical impulse)として触知する(図3)．収縮中期の閉塞を反映して，収縮期拍動が早期と後期の二峰性パターンを示す時があり，A波と併せて三重の拍動となるためtriple rippleと呼ばれる．図3でも真中の心尖拍動は，三重心尖拍動を示している．

頸静脈

HCMでは，頸静脈でa波の増高が認められることが多い．HCMでは右室肥大を伴うことが多く，a波増高は，右室コンプライアンス低下に対する代償性の右房収縮亢進を反映している．加えて，心室中隔を介した左室肥大によるBernheim効果の影響も考えられる．

非閉塞性肥大型心筋症

非閉塞性のHCMでは，有意な駆出性収縮期雑音は聴取されない．流出路狭窄がないため，二峰性頸動脈拍動は認めない．

左室中部狭窄による収縮期雑音

HCMでは左室中部に動的狭窄を認める場合があり，mid ventricular obstruction(MVO)と呼ばれる．MVOの心雑音の特徴は，心尖部に限局し，雑音音量がLevine Ⅱ/Ⅵ程度と小さいこと，雑音のピークが収縮期後半に

位置することである．この雑音ピークの後半へのずれは聴診で認識可能である．

大動脈弁狭窄症(AS)とHOCMの鑑別

臨床上，HOCMと鑑別が必要な疾患はASである．ともに荒々しい駆出性収縮期雑音が聴取される．両者の鑑別のポイントを表1にまとめた．頸動脈拍動パターンは，両者で対照的である．HOCMでは立ち上がりが急峻であるのに，ASでは遅脈を示す．雑音の聴取される範囲も，ASは頸部まで放散し鎖骨上でも雑音が明瞭に聴取されるのに対し，HOCMの雑音は胸骨右縁，鎖骨上では減弱していることが多い．

ASは狭窄が固定しているのに対し，HOCMは動的な狭窄であるため，前負荷，後負荷，心収縮性の変化に伴い狭窄の程度がダイナミックに変わり，雑音音量が大きく変動する．HOCMでは，Valsalva負荷の息ごらえ相で，収縮期雑音が増強する．これは息ごらえにより静脈還流が減少する結果，左室径（前負荷）が小さくなり，動的狭窄の程度が増強するからである．図6に実例を示す．息ごらえ中，雑音音量が増加しているのが明らかである．これに対しASでは，息ごらえで静脈還流が減少し1回拍出量が低下するのに伴い，雑音音量は減少する．立位でも同様の変化が生じる．

HOCMは期外収縮後の雑音変化が特徴的である．HOCMでは，代償性休止期を有する期外収縮後の心拍においては，左室収縮性亢進に伴い動的狭窄が強まり，収縮期雑音が著明に増強し，大動脈の脈圧は低下する（正常では大動脈の脈圧は増大する）．これはBrockenbrough現象と呼ばれる（図7a）．ASでは期外収縮後の雑音音量は1.5倍程度まで増加するにすぎないが，HOCMでは収縮性亢進による動的狭窄の影響が強く出る結果，音量増加の程度は3倍以上になる[2]．そのため，聴診中に期外収縮が出現した場合などは，直後の心拍で雑音が劇的に大きくなり，驚くことがある．そのような例を図7bに示す．

文献

1) 吉川純一：循環器フィジカル・イグザミネーションの実際，pp34-35，文光堂，2005
2) 大木崇（監），福田信夫：心疾患の視診・触診・聴診—心エコー・ドプラ所見との対比による新しい考え方，pp169-170，医学書院，2002

心筋症

症例7

30代男性．拡張型心筋症

 マークのついている図の動画・心音をご覧いただけます．
http://www.igaku-shoin.co.jp/prd/03235/

症例 30代男性．会社員．

- **病歴** 出生・発育は問題なく，体育の授業も問題なくできていた．20代半ばより，労作時倦怠感が出現し，心不全の診断で他院に入院．拡張型心筋症（DCM）と診断され，投薬が開始された．最近になり労作時の息切れが増悪し，当院へ紹介入院となった．
- **胸部X線写真** 心胸郭比（CTR）69%と著明な心拡大があり，左室，右室ともに拡大していた（図1a，b）．
- **心電図** 心電図は側壁誘導でQ波，V_1，V_2誘導で高いR波を認める．両心房負荷の所見も認める（図1c）．
- **心尖拍動** 心尖拍動は中腋窩線上にあり，著明な外側偏位を認めた．触診では2肋間にわたる広い範囲で拍動を触れ，抬起性心尖拍動を認めた．心尖拍動図では，急速流入波と心房収縮波の増高を認めた．心音図と比較すると，急速流入波はⅢ音，心房収縮波はⅣ音とタイミングが一致している（図2）．
- **傍胸骨拍動** 胸骨左縁で傍胸骨拍動を触知した．胸骨左縁に聴診器を置くと持ち上がるのが観察された（図3）．心機図では，抬起性の傍胸骨拍動を認める．
- **聴診** 心尖部ではⅣ音と，強大なⅢ音を聴取し，ギャロップ・リズムである．僧帽弁逆流症（MR）による逆流性収縮期雑音も聴取される．著明なⅢ音を反映し，心音図でもⅢ音はⅠ音やⅡ音より振幅が大きい（図4）．
- **心エコー** 左室は高度に拡大しており，重症の左室収縮不全を認めた．心嚢液貯留もある．左室壁はdiffuseに動きが悪く，菲薄化していた．左室拡大に伴う高度の機能性MRを認める（図5）．
- **経過** 血液検査でCKの持続上昇があり，近位筋優位の筋力低下もあることから，筋ジストロフィーを疑い筋生検を施行．最終的にBecker型筋ジストロフィーに伴う心筋障害と診断された．

拡張型心筋症（DCM）に特異的な所見というものはなく，本症の身体所見は，慢性の左室駆出率の低下した心不全（heart failure with reduced EF：HFrEF）に共通してみられるものである．

聴診のポイント

Ⅲ音，Ⅳ音ギャロップ

本症の聴診所見として最も重要である．DCMでのⅢ音聴取は，左房圧が上昇していることを意味している．Ⅳ音聴取は，線維化のため左室が硬いことを反映している．

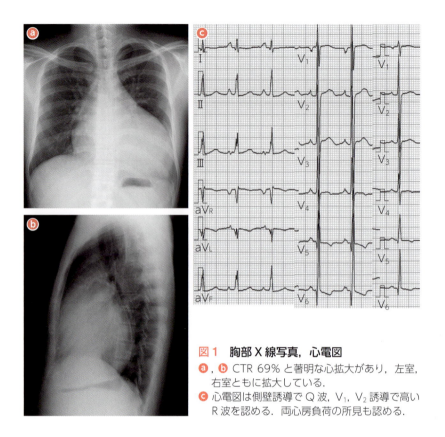

図1 胸部X線写真，心電図
ⓐ，ⓑ CTR 69%と著明な心拡大があり，左室，右室ともに拡大している．
ⓒ 心電図は側壁誘導でQ波，V_1，V_2誘導で高いR波を認める．両心房負荷の所見も認める．

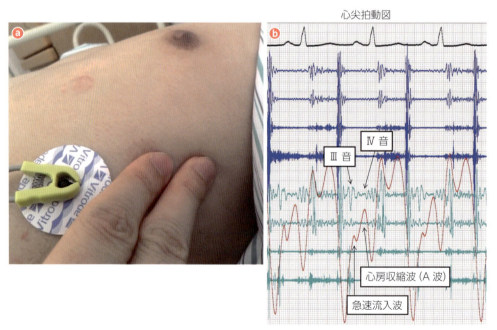

図2 心尖拍動
ⓐ 心尖拍動は中腋窩線上にあり，著明な外側偏位を認めた．触診では2肋間にわたる広い範囲で拍動を触れ，抬起性心尖拍動であった．
ⓑ 心尖拍動図では，急速流入波と心房収縮波の増高を認めた．心音図と比較すると，急速流入波はⅢ音，心房収縮波はⅣ音と，タイミングが一致している．

[心筋症] 症例7 30代男性. 拡張型心筋症

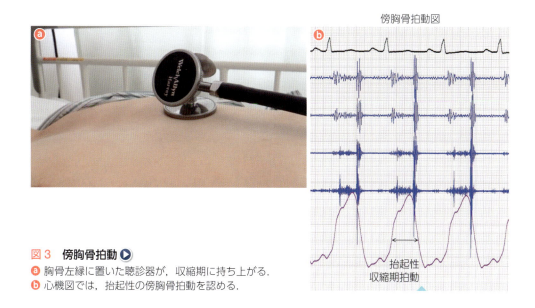

図3 傍胸骨拍動 ▶
ⓐ 胸骨左縁に置いた聴診器が，収縮期に持ち上がる．
ⓑ 心機図では，抬起性の傍胸骨拍動を認める．

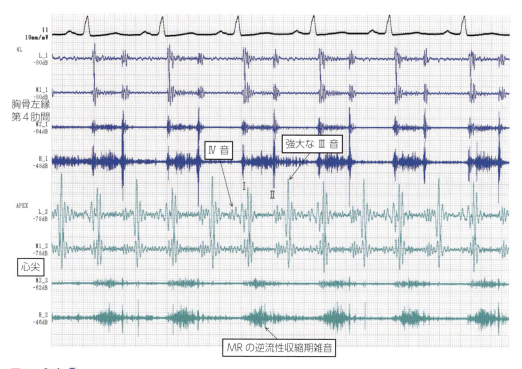

図4 心音 ▶
心尖部ではⅣ音と，強大なⅢ音を聴取し，ギャロップ・リズムである．僧帽弁逆流症(MR)による逆流性収縮期雑音も聴取する．心音図でもⅢ音はⅠ音やⅡ音より，振幅が大きい．

DCM患者での心不全悪化に伴う僧帽弁口流入波形の変化と，Ⅲ音，Ⅳ音の関係を図6に示す．Ⅲ音，Ⅳ音は，各々，心エコー図のE波，A波と関連づけて考えるとわかりやすい[1]．DCMでも心不全のステージが軽く心機能が代償されており，左房圧が正常か軽度の上昇に留まる時は，心エコーでE波よりA波が高く，弛緩異常と呼ばれる．この状態で

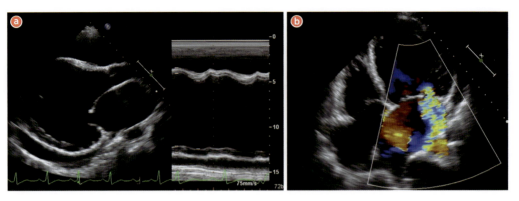

図5 心エコー図
ⓐ 左室は高度に拡大しており，重症の左室収縮不全を認める．心嚢液貯留もある．
ⓑ 左室拡大に伴う高度の機能性 MR を認める．

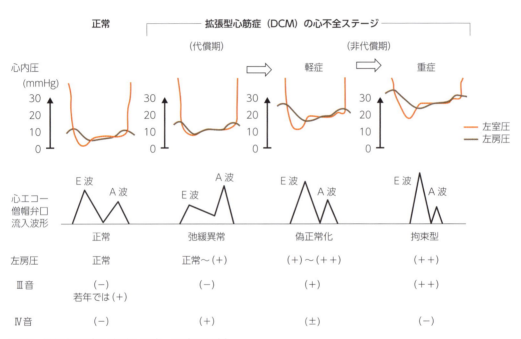

図6 僧帽弁口流入波形とⅢ音，Ⅳ音の関係
心エコーの僧帽弁口流入波形のE波に相当するのがⅢ音，A波に相当するのがⅣ音と考えるとわかりやすい．平均左房圧を反映するのはⅢ音であり，心不全が非代償性になり左房圧が上昇するにつれ，Ⅲ音は大きくなる．

は高いA波を反映しⅣ音が聴取されるが，Ⅲ音は聴取されない．心不全が増悪し非代償期に入り左房圧が上昇してくると，E波がA波より高くなり一見正常と同じパターンを示すため，偽正常化という．この段階になると高いE波を反映し，Ⅲ音が聴取されるようになる．Ⅳ音は聴こえる時もあれば，減弱し聴こえない場合もある．さらに左房圧が上昇し重症の非代償性心不全の状態になると，E波がさらに高くA波が低くなる結果，E/A比が1.5以上となり，拘束型を示す．こうなるとⅢ音はますます大きくなり，逆にⅣ音は消失し，Ⅲ音単独となる．

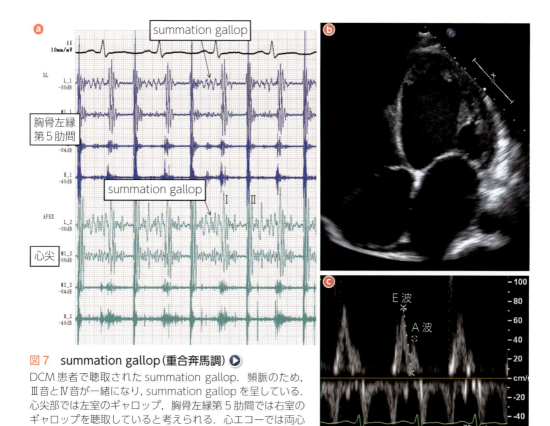

図7 summation gallop（重合奔馬調） ▶
DCM患者で聴取されたsummation gallop．頻脈のため，Ⅲ音とⅣ音が一緒になり，summation gallopを呈している．心尖部では左室のギャロップ，胸骨左縁第5肋間では右室のギャロップを聴取していると考えられる．心エコーでは両心室とも収縮が高度に低下している．E波とA波が重なっていることに注目．

> 平均左房圧の上昇（つまりは肺うっ血）と相関しているのはⅢ音のほうであり，DCMでの明瞭なⅢ音聴取は非代償性心不全の存在を意味する．一方，Ⅳ音は必ずしも心不全を意味せず，左心機能がある程度代償された状態で聴取される．

非代償性心不全では交感神経機能亢進による頻脈のため拡張期が短縮し，Ⅲ音，Ⅳ音が重なって聴取されることが多く，重合奔馬調（summation gallop）と呼ばれる．図7にDCM患者で聴取されたsummation gallopの例を呈示する．本例では，頻脈のためⅢ音とⅣ音が重合し，奔馬調を呈している．心尖部では左室のギャロップ，胸骨左縁第5肋間では右室のギャロップを聴取していると考えられる（図7a）．心エコー図では両心室の高度の収縮能低下を認める．僧帽弁流入波形はE波とA波が重合しており，心音のsummation gallopと合致する所見である（図7b，c）．

MR，TR雑音

DCMでは高率にMRの雑音が聴取される（図4）．これは，DCMでは左室の拡大に伴い僧帽弁がtetheringし，機能性MRが出現するためである．MR雑音の最強点は心尖部に存在する．機能性MR雑音の特徴として，心エコーでは逆流が多く重症であっても，聴診ではエコーと不釣り合いに雑音の音量が小さいことが挙げられる．機能性MRは心不全の状態により逆流量がダイナミックに変化するため，治療に反応し心不全が改善すると，雑音が急に減弱ないし消失することをよく経験する．

DCMでは，右心不全に伴って機能性TR

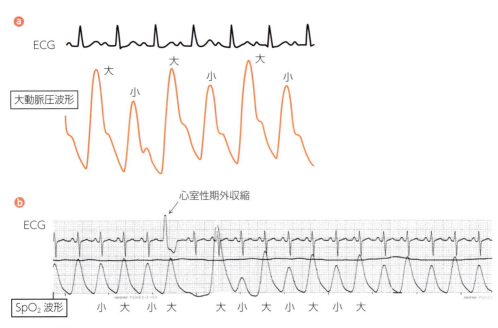

図8 交互脈
左室収縮能が高度に低下すると，1拍ごとに動脈圧が大小を繰り返すようになり，交互脈と呼ばれる．
ⓐ 動脈圧ライン波形で認められた交互脈．
ⓑ 酸素飽和度モニターでも，交互脈の診断が可能である．期外収縮後には，交互脈が著明になっている．

雑音を認めることが多い．TR雑音は，MR雑音と共存することが多く，両者とも逆流性収縮期雑音であることから，TR雑音をMR雑音とは別の独立した雑音として認識するのは難しい．ただ胸骨左縁下方に最強点を有し，吸気時に増強する雑音が聴取された場合は，TR雑音と診断することが可能である．また，視診で頸静脈の収縮期陽性波が認められたら，TRが存在すると言うことができる．

視診・触診のポイント

頸静脈

DCMでは右心不全のため，頸静脈圧が上昇していることが多い．座位で鎖骨上に頸静脈拍動が観察されれば，頸静脈圧は上昇している．頸静脈圧は右房圧を反映するものであるが，慢性心不全患者では右房圧と左房圧には良好な相関関係があることが知られており（約80％の患者で，左房圧と右房圧はconcordantな変化を示す[2]），左心不全の指標である左房圧も頸静脈の観察から類推できることになる．頸静脈圧上昇は，Ⅲ音とともに心不全の独立した予後増悪因子であることが報告されており[3]，その意味でも頸静脈圧の評価は重要である．

交互脈

重症のDCMでは，交互脈（pulsus alternans）が出現することがある．交互脈とは，1心拍ごとに脈が大小を繰り返す現象である．交互脈は，高度の左室機能低下を示す特異度の高い所見である．ただし，動脈の触診で交互脈を認識することは非常に難しく，動脈圧ラインの波形を見て初めて交互脈ありとわかることが多い（図8a）．交互脈の診断に酸素飽和度モニター波形が役立つことがある．交互脈が存在する時には，SpO_2の波の高さが1拍ごとに上下に動いているのが観察される

(図8b).圧を直接みているわけではないものの,臨床的には交互脈が存在していると考えてよい.

心尖拍動

DCMでは左室が拡大するため,心尖拍動は左下方へ偏位する(図2).その拍動は持続時間が長く抬起性ではあるものの,肥大型心筋症のようにhyperdynamicではなく,hypodynamicに触れる.DCMでは,心房収縮波がしばしば触知でき,二峰性心尖拍動を呈することが多い.著明な左室拡大に二峰性心尖拍動が認められたら,まずはDCMを疑うべきである.非代償性心不全に陥ると,心尖拍動図で急速流入波と心房収縮波が増高する.

傍胸骨拍動

DCMで右室圧が上昇すると,傍胸骨拍動が触知されるようになる(図3).

肺のラ音

左房圧上昇に伴って肺毛細血管の静水圧が上昇すると,肺胞腔に水分が浸み出し,crackleが聴取されるようになる.肺胞性肺水腫では,吸気の最初から最後まで吸気全体の時相にわたってcrackleが聴取される.ただし,慢性的に左房圧が上昇している場合には,リンパ管によるドレナージが発達するために,左房圧が高値でもラ音が聴取されないことがある.

下腿浮腫,肝腫大

右心不全があると,肝臓が腫大し,下腿に圧痕性浮腫を生じる.腫大した肝臓は,正中部で触知されることが多い.

文献
1) 大木崇(監),福田信夫:心疾患の視診・触診・聴診—心エコー・ドプラ所見との対比による新しい考え方,p 177,医学書院,2002
2) Drazner MH, et al:Relationship between right and left-sided filling pressures in 1000 patients with advanced heart failure. J Heart Lung Transplant 18:1126-1132, 1999
3) Drazner MH, et al:Prognostic importance of elevated jugular venous pressure and a third heart sound in patients with heart failure. N Engl J Med 345:574-581, 2001

先天性心疾患

症例 8
50代男性．心房中隔欠損症

マークのついている図の動画・心音をご覧いただけます．
http://www.igaku-shoin.co.jp/prd/03235/

> **症例** 50代男性．会社員．
>
> - **病歴** 幼少時から，心雑音を指摘されていたが，学校の体育の授業は普通にできていた．20歳時に近医へ入院し，二次孔欠損型の心房中隔欠損症（ASD）と診断されたが，本人が手術を希望せず，経過観察となっていた．最近になり，労作時の動悸を自覚するようになり，当院へ入院となった．
> - **心電図** 完全右脚ブロックを認める（図1a）．
> - **胸部X線写真** 心拡大があり，左第2弓（主肺動脈）の突出と右肺動脈の拡大を認める（図1b）．
> - **頸静脈** 頸静脈圧は正常である．頸静脈は心周期に合わせ，2回大きく陥凹するのが確認される（図2a）．頸静脈拍動図では，深いx谷とy谷を認め，ダブルU字型を示す（図2b）．v波がa波より高く，v波は増高している．
> - **傍胸骨拍動** 胸骨左縁に置いた付箋が収縮期に動くのが観察される（図3a）．同部で拍動図を記録すると，hyperkineticな傍胸骨拍動が記録される（図3b）．
> - **聴診** 胸骨左縁第3肋間で，II音は吸気，呼気ともに幅広く分裂し，その間隔は呼吸によって変化せず固定性分裂を認める．肺動脈性の駆出性収縮期雑音も聴取される（図4）．心尖部でもII_Pが聴取され，II_Pは亢進している．拡張中期にII/VI度の低調なランブルが聴取される（図5）．
> - **心エコー** 右心系が拡大しており，大きな二次孔型のASDを認め，欠損孔を介する左右シャント血流を認めた（図6a）．カテーテル検査で，肺体血流比（Qp/Qs）は3.0，肺動脈圧は32/19（26）mmHgであった．
> - **手術** 卵円窩全欠損型のASDを認め，自己心膜を用い閉鎖術を行った（図6b, c）．

心房中隔欠損症（ASD）

ASDは小児期に見逃され，成人になって診断される例も多い．ここでは，通常の二次孔欠損型のASDについて記載する．

聴診のポイント
II音の固定性分裂とII_Pの亢進

ASDでは，呼気と吸気でII_AとII_Pの分裂間隔が変化せず，幅広い固定性分裂を示すのが特徴である（図4）．通常は吸気時には右心への静脈還流が増加するために，肺動脈への駆出が終了するのにより時間がかかり，II_Pが遅延しII音分裂間隔は延長する．ASDの場合，吸気に伴って静脈還流は増加するが，この増加分だけ右房圧が上昇するために，ASDを介する左房から右房へのシャント量が減少してしまう．その結果，右心から肺動脈への拍出量は呼吸に影響を受けず一定となり，II

[先天性心疾患] 症例8 50代男性．心房中隔欠損症

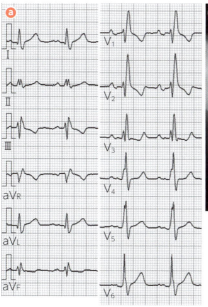

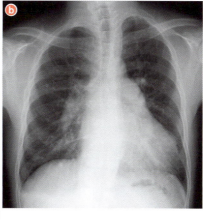

図1　心電図，胸部X線写真（心房中隔欠損症：ASD）
ⓐ 完全右脚ブロックを認める．
ⓑ 心拡大があり，左第2弓（主肺動脈）の突出と右肺動脈の拡大を認める．

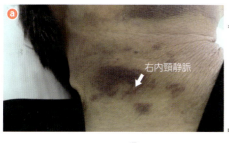

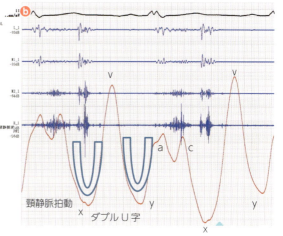

図2　頸静脈拍動（ASD）
ⓐ 臥位で内頸静脈拍動の最高点は顎下までの半分の高さにあり，頸静脈圧は正常である．頸静脈は心周期に合わせ，2回大きく陥凹するのが確認される．
ⓑ 頸静脈拍動図では，深いx谷とy谷を認め，ダブルU字型を示す．v波がa波より高く，v波は増高している．

音は固定性分裂を示す．

> **注意点**：①若年健常者では，臥位での聴診ではⅡ音が幅広く分裂し，ASDのように聴こえることがある．この場合，座位にすると，Ⅱ音分裂間隔は狭まり呼気時には単一となる．②高齢のASDでは，Ⅱ音の分裂間隔は幅広くないことが多い．

ASDではⅡ$_P$が亢進する．通常Ⅱ$_P$の亢進は肺高血圧症の存在を意味するが，ASDでは肺高血圧症がなくても，心尖部でⅡ$_P$が聴取される（図5）．これはASDでは，右室容量負荷により心尖部近くまで右室が拡大することによる．

肺動脈性駆出性収縮期雑音

ASDでは肺血流増加に伴い相対的肺動脈弁狭窄（PS）の状態となり，駆出性収縮期雑

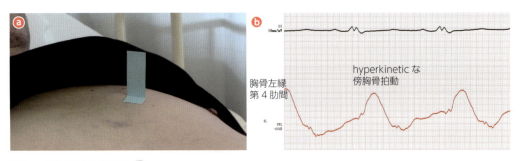

図3　傍胸骨拍動（ASD）
ⓐ 胸骨左縁に置いた付箋が収縮期に動くのが観察される．
ⓑ 同部で拍動図を記録すると，hyperkinetic な傍胸骨拍動が記録される．

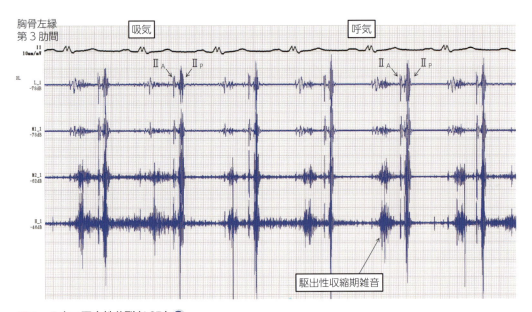

図4　Ⅱ音の固定性分裂（ASD）
胸骨左縁第3肋間で，呼吸をさせながらの記録．Ⅱ音は吸気，呼気ともに幅広く分裂し，その間隔は呼吸によって変化せず，固定性分裂を認める．Ⅱ$_P$がⅡ$_A$より大きく聴取され，Ⅱ$_P$は亢進している．肺動脈性の駆出性収縮期雑音も聴取される．

音が聴取される．雑音最強点は胸骨左縁第2～3肋間に存在し，体表面に近いため，その音調は引っ掻くような性状を示し，しばしば楽音様となる．

拡張中期ランブル

ASDに特異的な聴診所見は，三尖弁性の拡張中期ランブルである．ASDの聴診所見として有名なⅡ音固定性分裂は，完全右脚ブロックでも聴かれることがあり，ASDに特異的なものではない．ASDの拡張期ランブルは，シャントのため拡張期に三尖弁を通過する血流が増加し，相対的三尖弁狭窄となるために生じる（図5）．よってシャント量の少ないASDでは本雑音は生じず，Qp/Qsが3を超えるような大きなシャントがある時に認められる．本雑音は胸骨左縁下位肋間から心尖部にかけて聴取されるが，音量はⅡ/Ⅵ程度と小さいことが多く，その気で聴きにいかないと容易に聴き逃してしまう．

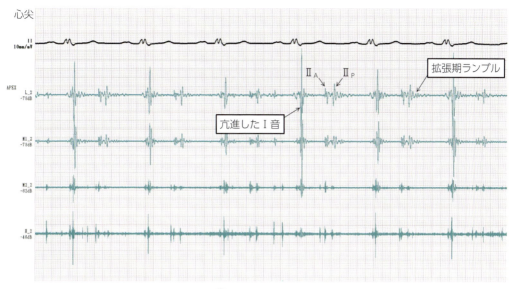

図5 ⅡPの亢進と拡張期ランブル（ASD）
心尖部での記録．心尖部でもⅡPが聴取され，ⅡPは亢進している．拡張中期に低調なランブルが聴取される．これは相対的な三尖弁狭窄（TS）のため生じる雑音であり，シャント量の多い心房中隔欠損（ASD）であることを示唆する．Ⅰ音が亢進しており，ランブルも聴かれることから，ⅡPを僧帽弁開放音と聞き誤ると，ASDの音を僧帽弁狭窄症のMSメロディーと誤診する可能性がある．

Ⅰ音の三尖弁成分（ⅠT）の亢進，三尖弁開放音

ASDでは，シャント血流のため拡張末期まで三尖弁は大きく開放している．そのため，右室収縮開始時には，三尖弁は開放位から勢いよく閉鎖することになり，三尖弁閉鎖音であるⅠTが亢進する．同様に拡張早期には，三尖弁が高い圧で勢いよく開放するため，三尖弁開放音が胸骨左縁下部から心尖部にかけて聴取されることがある．ASDでは，Ⅰ音（ⅠT）亢進，拡張中期ランブルがあるため，ⅡPないし三尖弁開放音を僧帽弁開放音と誤認すると，僧帽弁狭窄症（MS）のMSメロディーのように聴こえ，ASDをMSと誤診してしまう可能性があるので注意が必要である（図5）．

僧帽弁逆流（MR）および三尖弁逆流（TR）雑音

ASD患者の15〜40％で，右室拡大に伴う僧帽弁のジオメトリー変化のため僧帽弁が逸脱し，MR雑音が聴取される．高齢ASD患者で心房細動を合併してくると弁輪拡大により機能性TRを生じ，TR雑音が聴取されるようになる．高齢ASDではMR，TR雑音が前面に立ち，上記のASDの聴診所見が揃わないことも多いため，MR＋TRと診断され，ASDが見逃されていることがある．

視診・触診のポイント

頸静脈

ASDでは，x谷，y谷がともに深く，v波が増高するために，アルファベットのUの字が2つ並んだようなダブルU字を示す．（図2）．ASDでv波が高くなるのは，シャント血流のため収縮期の右房充満圧が増加するためである．正常では頸静脈波のうちa波が最も大きな陽性波であるが，本症ではv波がa波より高くなる．

傍胸骨拍動の触知

ASDでは右室容量負荷のため，急峻で鋭いhyperkineticな傍胸骨拍動を触れることが多い．触知する時間は長くないものの，勢いのある拍動として触れる．肺高血圧を生じると，hyperkineticなパターンから，持続の

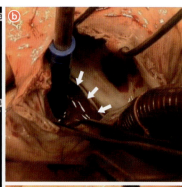
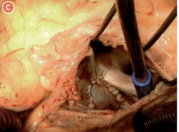

図6 心エコー図, 手術所見(ASD)
ⓐ 心尖部四腔像. 右心系が拡大しており, 矢印の部分に大きな二次孔型のASDを認める. 欠損孔を介して, LAからRAへのシャント血流を認める.
ⓑ 右房切開でアプローチ. 卵円窩全欠損型のASDを認めた.
ⓒ 自己心膜を用い, パッチ閉鎖を行った.
LA：左房, LV：左室, RA：右房, RV：右室.

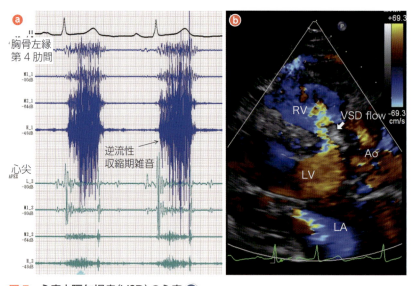

図7 心室中隔欠損症(VSD)の心音
ⓐ 胸骨左縁第4肋間に最強点を有するVSDの逆流性収縮期雑音を聴取する. 雑音は低音成分にも富み, 荒々しく聴取される. 心尖部では明らかに雑音音量は小さくなる.
ⓑ 心エコー傍胸骨長軸断層像. 膜様部心室中隔(→)に小さなVSDが存在し, 同部を介する左右シャントを認める.

長い抬起性の拍動パターンとなる. 生下時からの右室負荷のため胸郭変形を生じ, 左前胸部の膨隆 bulge を伴っていることも多い.

心尖拍動

ASDでは右室拡大に伴う心臓の時計方向回転のため, 左室は後方に偏位し, 左室拍動による心尖拍動を触知することは稀である.

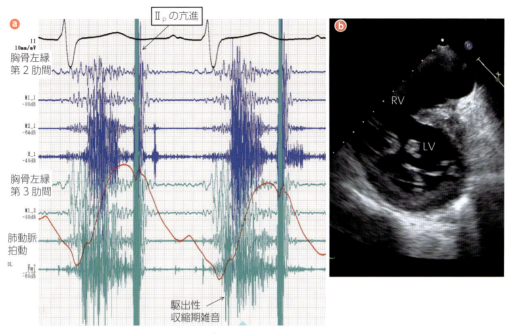

図8 VSDによるEisenmenger症候群 ▶
ⓐ Ⅱ音は単一となり，Ⅱpが著明に亢進している．本例では肺動脈がbandingされているため駆出性収縮期雑音が聴取されるが，VSDの逆流性収縮期雑音は聴取されない．
ⓑ 心エコーでは，LVとRVの間にmalalignment型の大きなVSDを認め，LVとRVが等圧になっている．

逆にしっかりとした左室拍動を触知すれば，ASDの可能性は下がる．

心室中隔欠損症（VSD）

循環器内科で診る成人VSD患者の大部分は，シャント量が少なく閉鎖術の必要がないために経過観察されているsmall VSD患者である．稀に，手術されずにEisenmenger化してしまった重症VSD患者に遭遇する．

Small VSD
聴診のポイント
- **逆流性収縮期雑音**：心室中隔欠損孔を通過するシャント血流により，逆流性収縮期雑音を生じる．シャント量は少ないものの，低音成分に富むため荒々しく聴取され，Roger雑音と呼ばれる．MRとの鑑別が必要となるが，MR雑音最強点が心尖部に位置するのに対し，VSDでは雑音最強点は胸骨左縁第2〜4肋間に存在し，心尖部では明らかに音量が小さいことが多い（図7）．雑音最強点の真下に，欠損孔が存在する．
- **大動脈弁逆流（AR）雑音**：円錐部欠損型のVSDの場合，欠損孔に大動脈弁右冠尖が逸脱しARを合併することがあるため，AR雑音を伴っていないかに留意して聴診する．このタイプのARは経時的に増悪することが多く，VSDのシャント量が少なくても大動脈弁置換を避けるために，早期にVSD閉鎖術が行われることがある．

触診のポイント—前胸部の振戦

強大なRoger雑音を有する患者では，雑音最強点で振戦thrillを触知することが多い．

Eisenmenger 症候群

　Eisenmenger 化した VSD では，両心室の圧が等圧になるため，逆流性収縮期雑音は聴取されなくなる．かわって肺高血圧の所見が出現し，Ⅱ音が単一となり，Ⅱ$_P$ が著明に亢進する．しばしばⅡ$_P$ は触知可能となる．機能的肺動脈弁逆流 (PR) である Graham Steell 雑音も聴取されるようになる．図8に本症候群患者で認められた著明なⅡ$_P$ 亢進例を示す．本例では駆出性収縮期雑音は聴取されているが，VSD の逆流性収縮期雑音は聴取されない．Eisenmenger 化すると，チアノーゼが出現し，ばち指を認めるようになる．

先天性心疾患

症例 9

9 80代女性．動脈管開存症

●マークのついている図の動画・心音をご覧いただけます．
http://www.igaku-shoin.co.jp/prd/03235/

症例 80代女性．元農業．

- **病歴** 出生，発育に問題なし．10代で心雑音聴取を契機に動脈管開存症(PDA)と診断されたが，精査・加療は受けていなかった．20代で出産したが，妊娠経過中も問題なし．40代になると農作業時に息切れを自覚するようになったが，労作を制限することで対応していた．1年前からは軽労作でも息切れが出現するようになり，近医を受診．胸水貯留を認め，心不全の診断で利尿薬投与が開始された．今回PDA治療目的に，紹介入院となった．
- **胸部X線写真** 上行大動脈から大動脈弓部にかけての大動脈の拡大を認める(図1a)．肺血流量は増大している．
- **心電図** T波の増高を伴う左室高電位を認め，容量負荷型の左室肥大の所見と考えられる(図1b)．
- **頸動脈** 頸動脈の拍動はboundingであり，速脈かつ大脈を認める(図2a)．頸動脈拍動図でも脈の立ち上がりは速く，振幅も大きい(図2b)．
- **心尖拍動** 左前腋窩線付近で抬起性の心尖拍動を認める(図3a)．心尖拍動図では，抬起性収縮期波に加え，rapid filling waveとA波を認める(図3b)．
- **肺動脈拍動** 胸骨左縁第4肋間で収縮期陽性拍動を認め，振戦thrillを触れることから，肺動脈拍動と考えられた(図3c)．拍動図でも収縮期にthrillを認める(図3d)．
- **聴診** 胸骨左縁第4肋間に最強点を有するLevine分類V/VIのPDAの連続性雑音を聴取する．雑音は低音成分に富み，荒々しい印象を受ける(図4)．雑音は胸骨左縁の広い範囲で聴取された．
- **心エコー** 左室，左房の拡大を認め，左室は容量負荷のためhyperに動いている(図5a)．カラー・ドップラーでは，大動脈から肺動脈へ流入する連続性のflowを認める(図5b)．
- **造影CT** 最大短径7 mmの動脈管が開存しているのが確認された．動脈管の大動脈付着側には壁の石灰化を認める(図5c, d)．
- **経過** カテーテル検査を施行．肺動脈で酸素飽和度のステップアップがあり，動脈管レベルでの左右シャントを確認した．肺体血流比(Qp/Qs)は2.0，肺動脈圧は41/16(30)mmHgと軽度の肺高血圧があり，肺血管抵抗は3.2 Wood単位であった．Amplatzer duct occluderによるカテーテル的動脈管閉鎖術が施行された．術後に肺動脈圧は正常化し，自覚的にも息切れの著明な改善を認めた．

PDAは先天性心疾患であり，胎生期の動脈管が閉鎖せずに開存したまま残ったものである．大きなPDAはその雑音から，幼少時に診断・治療されることが多く，呈示症例のような高齢のケースは稀である．小さなPDAは雑音音量も大きくなく，成人まで見

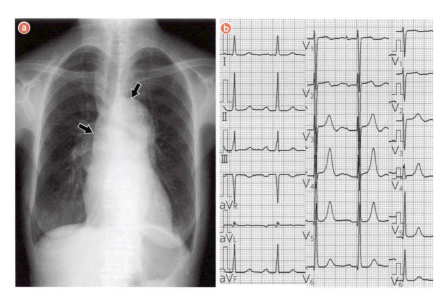

図1 胸部X線写真，心電図
ⓐ 上行大動脈から大動脈弓部にかけての大動脈の拡大を認める（矢印）．肺血流量は増大している．
ⓑ T波の増高を伴う左室高電位を認め，容量負荷型の左室肥大の所見と考えられる．

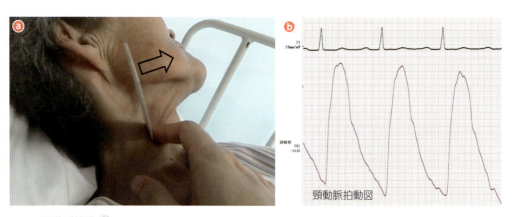

図2 頸動脈拍動 ▶
ⓐ 頸動脈の拍動は bounding であり，速脈かつ大脈を認める．矢印の方向に舌圧子が動くのが収縮期．
ⓑ 頸動脈拍動図では，脈の立ち上がりは速く，振幅も大きい．

逃されていることがある．

聴診のポイント

連続性雑音

　PDAを診断するうえで，最も大事な所見である[1]．連続性雑音は，収縮期から拡張期にかけて，Ⅱ音を越えて連続的に聴取される雑音と定義される．PDAでは，大動脈と肺動脈の間に，収縮期，拡張期を通じて持続的に圧較差が存在するために，連続性雑音を呈する．本症の連続性雑音はⅡ音付近にピークを有し，収縮期に漸増，拡張期に漸減する（図6）．雑音の最強点は原則として胸骨左縁第2肋間のやや外側にあるが，胸骨左縁第1肋

[先天性心疾患]　症例9　80代女性，動脈管開存症

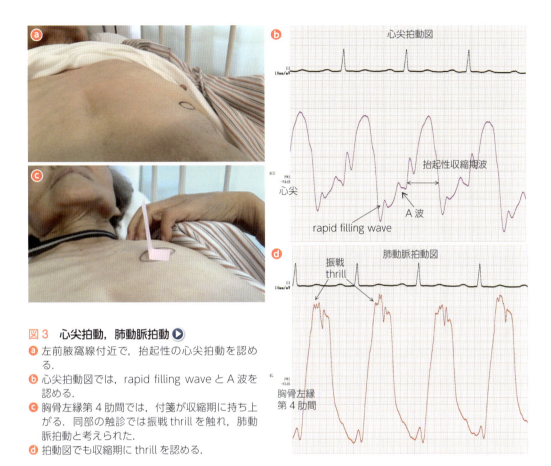

図3　心尖拍動，肺動脈拍動 ▶
ⓐ 左前腋窩線付近で，抬起性の心尖拍動を認める．
ⓑ 心尖拍動図では，rapid filling wave と A 波を認める．
ⓒ 胸骨左縁第4肋間では，付箋が収縮期に持ち上がる．同部の触診では振戦 thrill を触れ，肺動脈拍動と考えられた．
ⓓ 拍動図でも収縮期に thrill を認める．

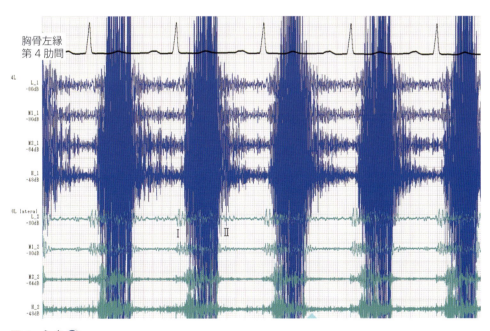

図4　心音 ▶
胸骨左縁第4肋間に最強点を有する連続性雑音を聴取する．雑音は低音成分に富み，荒々しい印象を受ける．

147

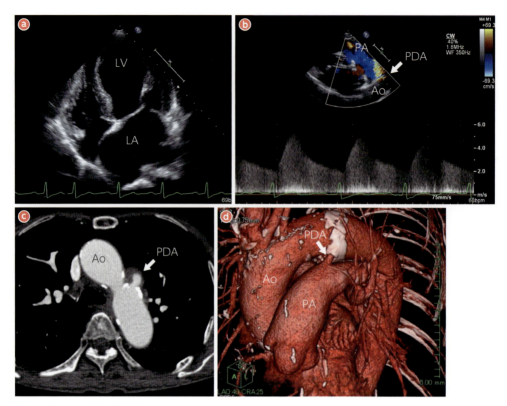

図5 心エコー図, 胸部CT
ⓐ 心尖部四腔像：LA, LVの拡大を認め, LVはhyperに動いている.
ⓑ 傍胸骨短軸像：AoからPAへ流入する連続性のflowを認める.
ⓒ 造影CT：動脈管は開存している. 動脈管のAo付着側には壁の石灰化を認める.
ⓓ CTの三次元再構成像.
Ao：大動脈, LA：左房, LV：左室, PA：肺動脈, PDA：動脈管開存.

間, 第3肋間に最強点が存在する場合もある.

シャント量の多いPDAでは, Constant先生の雑音の原則"The more the flow, the more the low (frequencies)"に従い, 雑音には低調成分が多く含まれる（本書「収縮期雑音の聴きかた」p64を参照). そのため, 雑音は荒々しく聴取され, 石臼を挽く様な(grinding)とか, 機械様(machinery)と表現される（図6）. 雑音の音量もLevine分類V/VI程度まで大きくなることがある. このためⅡ音は雑音のなかに埋もれてしまい, 明瞭でないことが多い.

一方, シャント量の少ないPDAでは, 雑音は低調成分に乏しく高調成分が主体になり, 音量も小さい（シャント量が極端に少ないと雑音が聴取されず, 心エコーでのみシャントが検出される場合があり, silent PDAと呼ばれる). 図7に肺体血流比(Qp/Qs) 1.1のsmallシャントのPDAの雑音を示す. 胸骨左縁第1肋間では連続性雑音は低音成分に乏しく, 音量も大きくない. そのためⅡ音が明瞭に聴取されている. 一方, 心尖部の聴診では, 収縮期雑音のみが聴取され, 連続性雑音とはなっていない. こういった場合, 心尖部のみしか聴診せず心基部での聴診を怠ると, PDAを見逃すことになるため, 注意が必要である.

小さなPDAでも心雑音が聴かれる場合は, 感染性心内膜炎を生じるリスクは生涯続

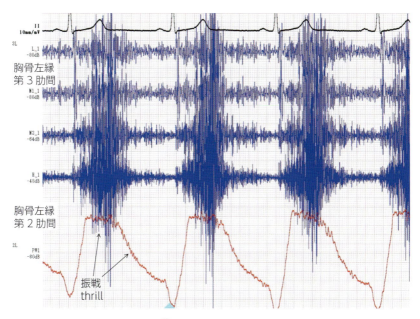

図6 large シャントのPDA ▶
シャント量が多いために，雑音は低音成分に富み，石臼様雑音（grinding murmur），あるいは機械様雑音（machinery murmur）と呼ばれる．連続性雑音はⅡ音付近で最大となり，収縮期に漸増，拡張期に漸減する．胸骨左縁第2肋間の肺動脈拍動部では，収縮期，拡張期ともに thrill を認める．

くとされている．そのため日本循環器学会の『成人先天性心疾患診療ガイドライン』では，無症状の心雑音を聴取する小さな動脈管では，若年者においては，経カテーテル的閉鎖術のクラスⅡaの適応であるとしており[2]，雑音のする PDA の発見に努める必要がある．

他疾患に PDA を合併する場合もありうる．図8に重症大動脈弁狭窄症（AS）に合併した small シャントの PDA の症例を示す．本例は当初 AS とだけ診断され，心エコー図検査でも PDA の存在が見逃されていた．胸骨左縁第2肋間の聴診で，AS の駆出性収縮期雑音に重畳して，連続性雑音が聴取されることから PDA が疑われ，心エコー再検により PDA が見つかった．本例では，AS の手術に際し，PDA 閉鎖術も同時に行った．

Ⅲ音，拡張中期ランブル

シャント量の多い PDA では，左右シャントによる僧帽弁通過血流が増し，拡張早期の左室流入血液量が増大するため，Ⅲ音と拡張中期ランブルが聴取されることがある．しかし，連続性雑音の音量が大きいと，Ⅲ音は微弱な心音であるため，雑音のなかに埋もれてしまい，はっきりと聴取されなくなる．

視診・触診のポイント

頸動脈

PDA では左右シャントにより，上行大動脈へ大量の血液が駆出されることから，頸動脈拍動は速脈，大脈で，bounding pulse となる（図2）．これを反映し，収縮期血圧と拡張期血圧の差である脈圧が，大きくなることが多い．

心尖拍動

左室容量負荷のため左室は拡大し，心尖拍動は外側偏位する．大きなシャントの PDA

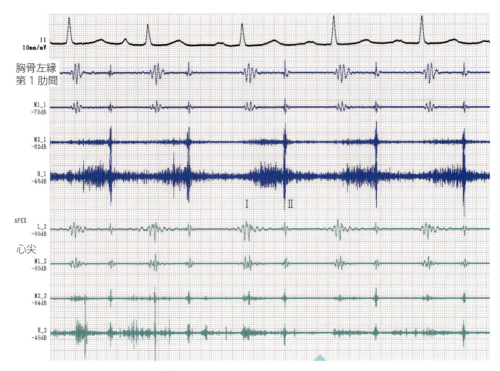

図7 small シャントのPDA ▶

シャント量が少ないために，胸骨左縁第1肋間では連続性雑音は低音成分に乏しく高調である．雑音が大きくないため，Ⅱ音も明瞭に聴取される．心尖部の聴診では，収縮期雑音のみが聴取され，連続性雑音とはなっていない．このように小さなPDAでは，心尖部のみしか聴診せず，心基部での聴診を怠ると，PDAを見逃すことになる．

では，拡張早期の急速流入血流が増加するため，rapid filling waveが触知されることがある（図3b）．

傍胸骨拍動

肺血流量の増大あるいは肺血管抵抗の増加により，右室圧が上昇すると，傍胸骨拍動が触知されるようになる．

肺動脈拍動の触知

大きなPDAでは肺血流量増大のため肺動脈が拡大しており，肺動脈圧の上昇も加わることにより，肺動脈拍動を触知することがある．肺動脈拍動は，胸骨左縁第2,3肋間ないし，その外側で触知される．大きなPDAでは肺動脈内に大量のシャント血流が流入するため，拍動とともに振戦thrillを触知することが多い（図6）．Thrillはビリビリする振動として触れるが，これは主に雑音の低音成分を感じている．

肺高血圧症を伴うPDA（Eisenmenger症候群）

PDAでは常に連続性雑音が聴取されるわけではなく，肺高血圧からEisenmenger症候群を生じると，大動脈と肺動脈間の圧較差が消失するため，雑音は連続性でなくなる．かわって肺高血圧に伴う二次性肺動脈弁逆流雑音であるGraham Steell雑音が目立つようになる．PDAがEisenmenger化すると，動脈管を介して右左の逆シャントが生じ，動脈管開口部より遠位側の大動脈に静脈血が混じ

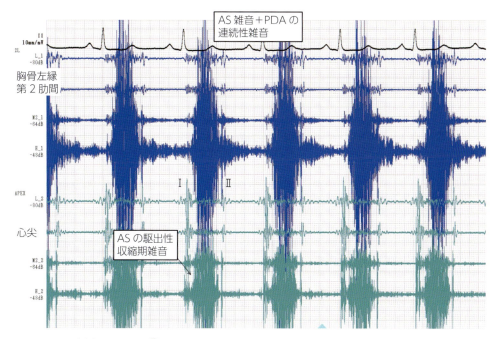

図8 ASに合併したPDA ▶

本例は当初ASとだけ診断され，心エコー図検査でもPDAの存在が見逃されていた．胸骨左縁第2肋間の聴診で，ASの駆出性収縮期雑音に重畳して連続性雑音が聴取されることから，PDAの合併が疑われた．心エコーの再検で，PDAが証明された．

るようになるため，上肢にはチアノーゼ，ばち指はないものの，下肢にはチアノーゼを有するdifferential cyanosisが出現する．これはPDAにおけるEisenmenger症候群に特徴的な所見である．

鑑別を必要とする疾患

PDAの連続性雑音と鑑別が必要なものに，往復雑音がある．駆出性収縮期雑音＋拡張早期雑音による往復雑音は，Ⅱ音の手前で収縮期雑音が終わるため，PDAとの鑑別は容易である．しかし，逆流性収縮期雑音＋拡張早期雑音の組み合わせによる往復雑音は，雑音がⅡ音まで続くため，PDAとの鑑別が難しい（本書「連続性雑音の聴きかた」p84を参照）．特に僧帽弁後尖P2の逸脱による僧帽弁逆流（MR）＋大動脈弁逆流（AR）による往復雑音の場合，胸骨左縁第2, 3肋間の聴診ではあたかもPDAの連続性雑音のように聴取されることがある．

また，PDAは連続性雑音を生じる他の疾患であるValsalva洞動脈瘤破裂，冠動脈瘻とも鑑別を要する．この場合，連続性雑音の最強点がどこにあるかが鑑別に役立つ．原則として，PDAでは胸骨左縁第2肋間，Valsalva洞動脈瘤破裂では胸骨左縁第3肋間，冠動脈瘻では胸骨左縁第4肋間に最強点を有することが多い．ただし例外も多く，最強点の位置のみで鑑別が可能なわけではない．

文献
1) 大木崇(監)，福田信夫：心疾患の視診・触診・聴診—心エコー・ドプラ所見との対比による新しい考え方，pp246-249, 医学書院，2002
2) 循環器病の診断と治療に関するガイドライン．成人先天性心疾患診療ガイドライン(2017年改訂版)，pp77, 2017
http://www.j-circ.or.jp/guideline/pdf/JCS2017_ichida_h.pdf (2019年7月閲覧)

不整脈

症例10
50代女性．不整脈

▶マークのついている図の動画・心音をご覧いただけます．
http://www.igaku-shoin.co.jp/prd/03235/

症例 50代女性．主婦．

- **病歴** 8年前からRaynaud現象が出現するようになった．これを契機に強皮症と診断され，膠原病内科で加療を受けていた．定期外来受診時に徐脈を指摘され，心電図を記録したところ，完全房室ブロックを認めたため，緊急入院となった．明らかな失神のエピソードはない．
- **心電図** 心拍数は48/分と徐脈である．P波とQRS波との間には関係性を認めず，P波，QRS波がそれぞれのリズムで出現していることから，完全房室ブロックと診断できる（図1）．QRS波の幅は広く，心室からの補充収縮と考えられる．
- **頸静脈** 頸静脈の拍動は大きさが一定せず，心拍によって変化している．時に，ひときわ大きな陽性の拍動が認められる．これは頸静脈の大砲波（cannon wave）である（図2a）．頸静脈波では，QRS波の直後にP波が生じた時に，頸静脈波のa波の高さが他に比較し高くなっており，cannon waveが出現している（図2b）．収縮期が始まりすでに三尖弁が閉鎖したタイミングで心房収縮が起こると，頸静脈への逆流が増し，圧が大きく上昇するため，cannon waveが出現する．
- **聴診** I音の大きさは心拍ごとに変化し，時にI音の音量がひときわ大きくなり，大砲音（cannon sound）と呼ばれる．心音図でcannon soundは，QRS波の直前にP波が存在する時に，出現している（図3）．これはP波直後にQRS波が出現すると，房室弁は心房収縮により大きく開放した状態から，勢いよく閉鎖することになり，閉鎖音であるI音が大きくなるためである．
- **経過** 完全房室ブロックに対して，恒久的ペースメーカー植え込み術が施行された．中年女性の完全房室ブロックであり，心サルコイドーシスの検索も行ったが陰性であった．

不整脈の診断は，最終的には心電図によりなされるべきであるが，頸静脈波形，心音などの身体所見が役立つことがある．不整脈診断の鍵を握るのはP波である．P波は，身体診察で頸静脈のa波として観察できるので，これに着目する．I音の音量の変化も重要である．I音の大きさは，心電図のPQ間隔に影響を受ける．P波とQRS波の間隔が延長していればいるほど，心室収縮開始の時点で房室弁は閉鎖位に近く，閉鎖に際し発生するエネルギーは小さくなり，I音の音量は小さくなる．逆にP波の直後にQRS波が生じると，房室弁は心房収縮に伴って大きく開放した状態から一気に閉鎖することになり，I音は大きくなる．

徐脈性不整脈

ペースメーカー植え込みが必要となるよう

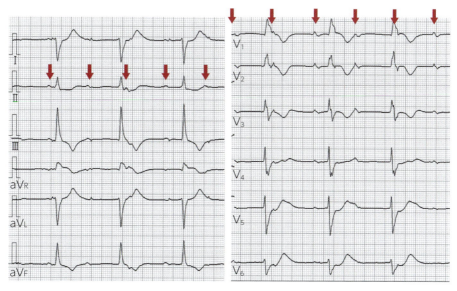

図1 心電図
心拍数は48/分と徐脈であり，完全房室ブロックを認める．P波を↓で示すが，QRS波とは関係性を認めず，房室解離を呈している．QRS波の幅は広く，心室からの補充収縮と考えられる．

な徐脈性不整脈は，洞不全症候群か高度房室ブロックのいずれかである．

洞不全症候群

洞徐脈や洞停止では，PQ間隔は一定であるため，I音の大きさは心拍により変化しない．また頸静脈波形にも，異常は認められない．

完全房室ブロック

完全房室ブロックではQRS波はP波とは関係なく独自のリズムで生じており，PQ間隔が絶えず変化するために，I音の大きさが心拍ごとに異なる．時おり出現する，ひときわ大きなI音をcannon soundと呼ぶ．Cannon soundは，P波の直後にQRS波が位置する時に出現し，房室弁が開放位から一気に閉鎖することにより生じる（図3,4）．往診先で聴診器以外何もない状況で徐脈の患者を診た時，I音の大きさが心拍で変化していれば，完全房室ブロックと診断できる．

本症では頸静脈波で，cannon waveが出現する．P波がQRS波の直後に生じた時，心房収縮は三尖弁が閉鎖した状態で起こる．この時，心房収縮により拍出された血液は右室へ流入できず，静脈へ逆行するしかない．そのため，頸静脈で大きなa波が観察され，これをcannon waveという．Cannon soundとcannon waveは出現のタイミングが異なることに注目してもらいたい．Cannon soundはP波の直後にQRS波が出現した時，cannon waveはQRS波の後にP波が出現した時に認められ，それぞれ心音，頸静脈の所見である（図2,3）．

完全房室ブロックでは，P波はQRS波と独立しているために，心房収縮に伴うIV音を不規則に聴取することがある．図4にそのような例を示す．

期外収縮

期外収縮は日常臨床上，高頻度に認められる不整脈で，心室性期外収縮（PVC）と心房

図2 頸静脈の大砲波（cannon wave）

ⓐ 左内頸静脈の拍動が観察される. 矢印の方向に動くのが, 陽性波である. その拍動は大きさが一定せず, 心拍によって変化している. 時にひときわ大きな陽性の拍動が認められる. これが頸静脈の cannon wave である.

ⓑ 心電図のP波を↓で, 頸静脈波のa波を赤丸で示す. QRS波の直後にP波が出現すると（P3）, 頸静脈波（a3）の高さが他に比較し高くなり, cannon wave と呼ばれる. 収縮期が始まりすでに三尖弁が閉鎖したタイミングで心房収縮が起こると, 頸静脈への逆流が増し, 圧が大きく上昇するために, cannon wave が出現する.

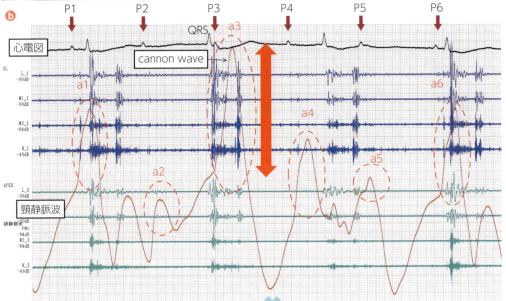

性期外収縮（PAC）とに分けられる. 身体所見によるPVCとPACとの鑑別のポイントを表1にまとめた.

Ⅱ音の分裂

PVCでは, 左右どちらかの心室から早期の興奮が開始し, 他方の心室の興奮は遅れるため, 左右の心室収縮が同期せず脚ブロックのようになる. そのため, Ⅱ音の幅広い分裂を生じる. 図5に示す症例ではPVCのため, 二段脈となっている. 洞調律時と比較しPVC出現時には, Ⅱ音が幅広く分裂している. PACではQRS波の幅は狭く, 両心室の収縮に遅れを生じないため, Ⅱ音の分裂幅は正常となる.

頸静脈の cannon wave

PVCでは, 期外収縮による早期の心室収縮により三尖弁が閉鎖した後で洞性のP波が出現することが多く, 頸静脈でcannon wave を認めることが多い. 一方, PACでは心房の早期興奮に伴うa波の早期出現を認めるが, 通常, cannon wave は認めない（期外収縮のP波が非常に早期のタイミングで, まだ収縮期にある時に生じれば, cannon wave は出現しうるが, 稀である）.

期外収縮後の休止期

PVCではPVCをはさむ2つの心拍のRR間隔は, 洞調律のRR間隔のちょうど2倍となり, 代償性休止期を有していることが多

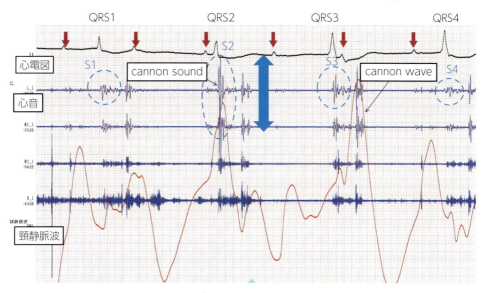

図 3　心音の大砲音（cannon sound）　▶

心電図の P 波を↓で，Ⅰ音を青丸で示す．QRS 波の直前に P 波が出現する QRS2 では，Ⅰ音の音量が他に比較し大きくなっており，cannon sound と呼ばれる．P 波直後に QRS 波が出現すると，房室弁は心房収縮により大きく開放した状態から，勢いよく閉鎖することになり，Ⅰ音は大きくなる．Cannon sound と cannon wave は出現のタイミングが異なることに注目．

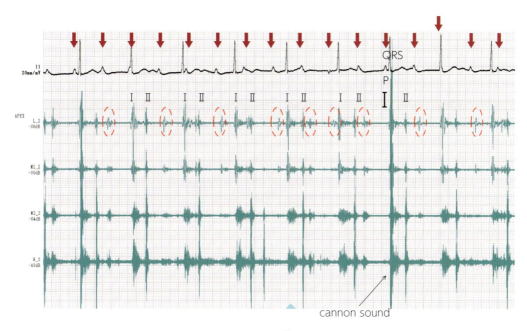

図 4　房室ブロックのため，不規則に聴取されるⅣ音　▶

完全房室ブロックでは，P 波↓は QRS 波と独立しているため，心房収縮に伴うⅣ音を不規則に聴取することがある．心電図の P 波のタイミングに一致して，赤丸で示すⅣ音を単独で聴取する．完全房室ブロックのため，Ⅰ音の大きさが心拍ごとに変化しており，QRS の直前に P 波が出現した心拍では，巨大なⅠ音 cannon sound が生じている．

表1 身体所見による PVC と PAC の鑑別

	PVC （心室性期外収縮）	PAC （心房性期外収縮）
Ⅱ音の分裂	幅広く分裂する	正常
頸静脈の cannon 波	存在する	存在しない
期外収縮後の休止期	代償性休止期あり ちょうど2倍	代償性休止期を伴わない 2倍より短い

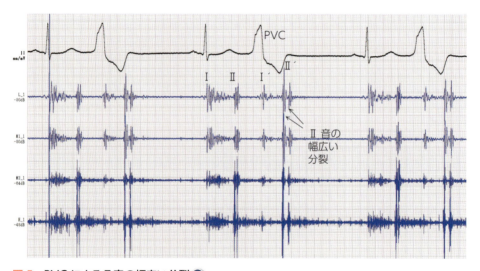

図5 PVC によるⅡ音の幅広い分裂 ▶

PVC のため，二段脈となっている．洞調律時と比較し，PVC の時にはⅡ音が幅広く分裂しているのがわかる．PVC では，左右どちらかの心室から早期の興奮が開始し，他方の心室の興奮は遅れるため，左右の心室収縮が同期せず脚ブロックと同じ状態になる．そのためⅡ音は幅広く分裂する．

い．表1の分析図をみると理解できるように，ちょうど1回分だけ洞結節の刺激が抜け落ちることになり，PVC では代償性休止期が生じる．これに対し PAC をはさむ RR 間隔は，洞調律の RR 間隔の2倍より短く，代償性休止期を伴わないことが多い．これは異所性心房興奮により，洞結節がリセットされるためである．実際に代償性休止期の有無をみるには，脈をとりながら規則正しく足で拍子をとるようにするとよい．期外収縮後の次の脈が足で拍子をとるのと同じタイミングに生じれば PVC であり，より早期に出現すれば

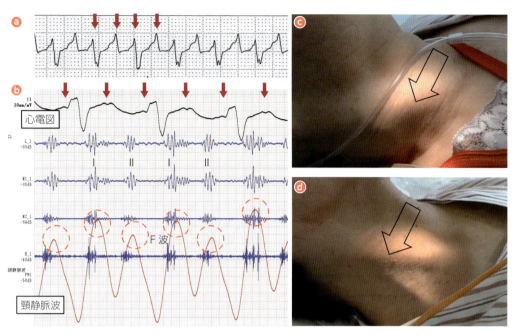

図6 頸静脈での心房粗動波（F波）の観察 ▶
2：1伝導の心房粗動の患者．
ⓐ 心電図では鋸歯状のF波を認める（↓）．
ⓑ 頸静脈波では，約300/分の粗動波が認められる．
ⓒ 本患者では頸静脈の視診でも，F波が観察可能であった．
ⓓ 別の心房粗動患者で認められたF波．このように頸静脈でF波が明らかな場合は，視診のみで心房粗動と診断することが可能である．

PACである．

頻脈性不整脈

心房細動（atrial fibrillation）

脈に規則性を欠き，irregularly irregular な脈となる．触診のみで，心房細動と診断できるようにしたい．

心房粗動（atrial flutter）

通常，心房粗動波（F波）のrateは約300/分で，心室には2：1伝導することが多いため，心拍数は約150/分となる．症例によっては，頸静脈で約300/分で拍動するF波が直接観察可能なことがある．このような症例では視診だけで，心房粗動と診断できる．図6に例を示す．

発作性上室性頻拍（PSVT）

PSVTは，房室結節リエントリー性頻拍（AVNRT）と房室回帰性頻拍（AVRT）に分けられる（図7）．AVNRTでは房室結節に二重伝導路を有し，同部にリエントリー回路が存在する．AVRTでは心房と心室の間に副伝導路が存在し，心房心室を旋回する大きなリエントリー回路が形成される．

身体所見によるAVRTとAVNRTの鑑別に役立つものとして，頸静脈のfrog signがある．Frog signはPSVTのうち，AVNRTに特徴的に認められる．AVNRTは房室結節内のリエントリーであるため，頻拍発作時，心房は心室と同じタイミングで収縮する．そのため閉鎖した三尖弁に対して右房の収縮が生じることになり，心拍ごとにcannon waveが出現する．その結果，頸静脈が規則的に大きく拍動し，あたかもカエルが喉を膨

AVNRT	AVRT
心房 A は心室 V と同時に興奮	心房 A の興奮は心室 V より遅れる

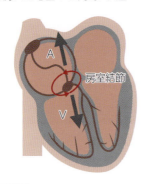 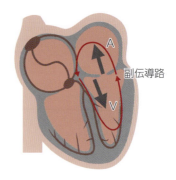

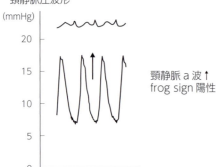 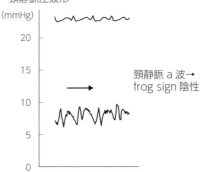

図7　房室結節リエントリー性頻拍（AVNRT）で frog sign が生じる機序

AVNRT では，頻拍発作時，心房 A は心室 V と同じタイミングで収縮する．そのため，閉鎖した三尖弁に対して右房の収縮が生じることになり，頸静脈圧が上昇し，cannon wave が規則的に認められる．これを，frog sign と呼ぶ．一方，房室回帰性頻拍（AVRT）では，心房 A の興奮は心室 V に続いて時間差をおいて遅れて生じるため，頸静脈の拍動は目立たない．

らませているように観察されるために，frog sign と呼ばれる．一方，AVRT では頻拍時，心房の興奮は心室の興奮に続いて時間差をおいて遅れて生じるため，頸静脈の拍動は目立たない．実際の見え方については，『New England Journal of Medicine』誌にきれいな動画が掲載されたので，そちらを参照してもらいたい[1]．

心室頻拍（VT）

VT は規則正しい wide QRS tachycardia を呈し，変行伝導や脚ブロックを伴う上室性の頻拍との鑑別が必要となる．両者の鑑別に際し，心房と心室の興奮が同期していない房室解離（AV dissociation）の所見があれば，VT と診断可能である．身体診察で房室解離をみるには，I 音の大きさと頸静脈に注目する．I 音の大きさが心拍により異なる時は，PQ 間隔が一定していない，すなわち房室解離が存在するということになり，VT と診断できる．ただし，血行動態が不安定な VT において，I 音のわずかな大きさの違いを聴診で認識するのはなかなか難しい．同様に，頸静脈で不規則に出現する cannon wave が観察できれば，房室解離が存在することになり，VT と診断できる．

文献

1) Contreras-Valdes FM, et al：“Frog Sign” in atrioventricular nodal reentrant tachycardia. N Engl J Med 374：e17, 2016
　https://www.nejm.org/doi/full/10.1056/NEJMicm1501617（2019 年 7 月閲覧）

その他

症例 11

11 40代女性．肺高血圧症

マークのついている図の動画・心音をご覧いただけます．
http://www.igaku-shoin.co.jp/prd/03235/

- **症例** 40代女性．無職．
- **病歴** 20代で全身性エリテマトーデス（SLE）を発症し，膠原病内科でステロイド治療が開始された．30代で肺高血圧症（PH）を指摘，SLEによる肺高血圧症と診断された．免疫抑制剤により治療されたが肺高血圧は改善せず，エポプロステノール製剤の持続静注，エンドセリン受容体拮抗薬，ホスホジエステラーゼ（PDE）5阻害薬が順次追加された．最近になり労作時の呼吸困難感が増悪したために入院となった．
- **胸部X線写真** 肺動脈は著明に拡大し，瘤状に突出している．右肺動脈末梢は急激に狭小化している．側面像では，右心系の著明な拡大により胸骨後面のスペースが狭小化している（図1a，b）．
- **心電図** V_1誘導の高いR波，V_5，V_6誘導の深いS波，右側胸部誘導でのT波陰転化を認め，高度の右室肥大の所見がある．右軸偏位，右房負荷の所見も認める（図1c）．
- **頸静脈** 頸部で観察される拍動は，呼吸に伴い振幅が大きく変化することから，頸静脈であることがわかる．内頸静脈の大きな陽性拍動は，著明に増大したa波を見ている（図2a）．右房圧波形でも心電図のP波に一致して，巨大a波を認める（図2b）．
- **肺動脈拍動** 胸骨左縁第2肋間外側で認める収縮期の拍動は，肺動脈拍動である（図3a）．胸部CTでは，拍動部位の直下に著明に拡大した肺動脈を認める（図3b）．
- **傍胸骨拍動** 胸骨左縁下部で，右室拍動を触知する（図3a）．心機図では，傍胸骨拍動の持続時間は長く，抬起性パターンを示す（図3c）．
- **聴診** 胸骨左縁では，駆出性収縮期雑音と拡張早期雑音による to and fro murmur を聴取する．拡張早期雑音は吸気時に雑音の音量が増しており，Rivero-Carvallo徴候が陽性であることから，肺高血圧に伴う肺動脈弁逆流（PR）雑音，すなわち Graham Steell 雑音と考えられた（図4）．収縮期雑音は，肺動脈性の駆出性収縮期雑音である．
- **心エコー** 右室が拡大しており，右室肥大も認める（図5a）．心室中隔は右室から圧排され，左室は変形しD shapeを呈している（図5b）．三尖弁逆流症（TR）の圧較差は約50 mmHgあり，肺高血圧症を認めた（図5c）．肺動脈は著明に拡大しており，肺動脈弁逆流症（PR）を認めた（図5d）．
- **経過** 右心カテーテル検査を施行し，肺高血圧の増悪を認めたため，エポプロステノールを増量した．

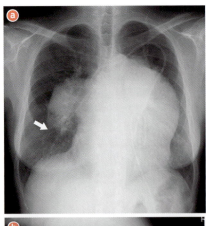
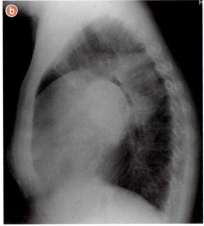
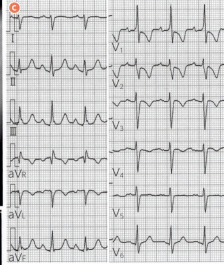

図1 胸部X線写真，心電図
ⓐ，ⓑ 肺動脈は著明に拡大し，瘤状に突出している．右肺動脈末梢は急激に狭小化している(矢印)．側面像では，右心系の著明な拡大により胸骨後面のスペースが狭小化している．
ⓒ 心電図では高度の右室肥大の所見を認める．

　右心カテーテル検査で測定した安静時の肺動脈平均圧が25 mmHg以上ある場合に，肺高血圧症と定義される．

聴診のポイント

II$_P$（II音肺動脈成分）の亢進

　II$_P$の亢進は，肺動脈圧が高いことを反映しており，肺高血圧症の最も重要な身体所見である．II$_P$亢進ありとの判定は，聴診で以下の所見を認めた場合になされる．

1) II$_P$が胸骨左縁第2〜3肋間でII$_A$（II音大動脈成分）より大きく，II$_A$＜II$_P$となっている．
2) 通常は胸骨左縁第2〜3肋間でのみ聴かれ，心尖部では聴こえることのないII$_P$が，心尖部でも聴取される．

　II音がII$_A$とII$_P$に明瞭に分裂して聴取される場合は，この定義に従ってII$_P$亢進の有無を判定すればよい．問題はII音の分裂が目立たない場合である．II音が分裂していなければ，亢進したII音がII$_A$なのかII$_P$なのかの判断は，聴診だけではできない．この場合，傍胸骨拍動が触れるなどの右室負荷所見を伴っていれば，II音の亢進はII$_P$によるものであろうと推定することになる．ただし，胸骨左縁第2〜3肋間で肺動脈拍動を触れ，亢進したII音を衝撃として触知できた場合には，II音が分裂していなくてもII$_P$亢進と診断可能である．

　II音の分裂様式は，肺高血圧症の原因疾患

[その他] 症例11 40代女性．肺高血圧症

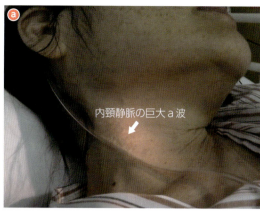
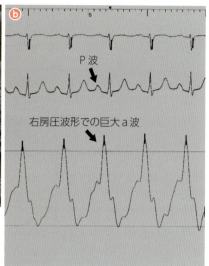

図2 頸静脈拍動
ⓐ 頸部で観察される拍動は，呼吸に伴い振幅が大きく変化することから，頸静脈であることがわかる．内頸静脈の大きな陽性拍動は，著明に増大したa波を見ている．
ⓑ 右房圧波形でも心電図のP波に一致して，巨大a波を認める．

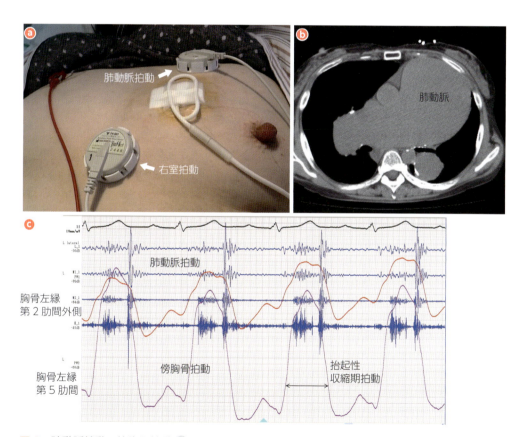

図3 肺動脈拍動，傍胸骨拍動
胸骨左縁第2肋間外側で認める収縮期の拍動は，肺動脈拍動である（ⓐ）．胸部CTでは，拍動部位の直下に著明に拡大した肺動脈を認める（ⓑ）．胸骨左縁下部では，右室拍動を触知する（ⓐ）．心機図では，傍胸骨拍動の持続時間は長く，抬起性パターンを示す（ⓒ）．

161

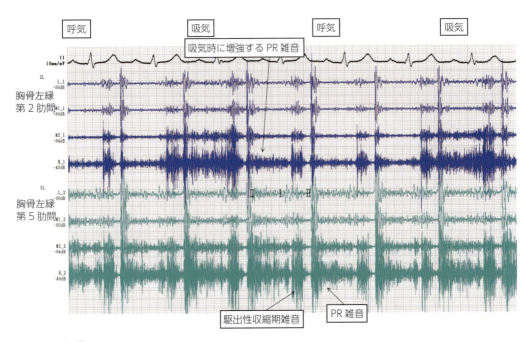

図4 心音
胸骨左縁では，駆出性収縮期雑音と拡張早期雑音による to and fro murmur を聴取する．拡張早期雑音は吸気時に雑音の音量が増しており，Rivero-Carvallo 徴候が陽性であることから，肺動脈弁逆流（PR）雑音であり，肺高血圧に伴う Graham Steell 雑音と考えられた．

によって異なる．慢性血栓塞栓性肺高血圧症（CTEPH）では，Ⅱ音が幅広く分裂していることが多い．図6に実例を示す．一方，特発性肺動脈性肺高血圧症（IPAH）や結合組織病による肺高血圧症（CTD-PAH）では，Ⅱ音分裂は目立たないことが多い．図7に IPAH 患者で聴取された，単一なⅡ音の亢進例を示す．先天性心疾患による肺高血圧症でも，心房中隔欠損症の肺高血圧ではⅡ音が幅広く分裂しているのに対し，心室中隔欠損症による Eisenmenger 症候群ではⅡ音は単一となる．

Graham Steell 雑音

肺高血圧症では高い肺動脈圧により肺動脈が拡大し，機能的な PR を合併することがある．肺高血圧症に伴う二次性の PR は，拡張期の肺動脈と右室の間に高い圧較差が存在するため，大動脈弁逆流症を思わす高調な拡張早期雑音となり，Graham Steell 雑音と呼ばれる．右心系の音は吸気時に増強するという特徴があり（Rivero-Carvallo 徴候），PR 雑音も吸気時に音量が大きくなることが多い（図4）．

肺動脈性駆出性収縮期雑音

肺高血圧のため肺動脈が拡大し，相対的な肺動脈弁狭窄の状態になると，駆出性収縮期雑音が聴取される（図4）．肺高血圧症で本雑音を欠如する例もあれば，強大な雑音を示す例もあり，その音量は症例によりさまざまである．

肺動脈駆出音

肺動脈の拡大により，肺動脈駆出音が出現することが多い．肺動脈駆出音は，左第2または第3肋間で最強となる．図7に IPAH 患者で聴取された肺動脈駆出音を示す．本例ではⅠ音が減弱しているため，駆出音をⅠ音

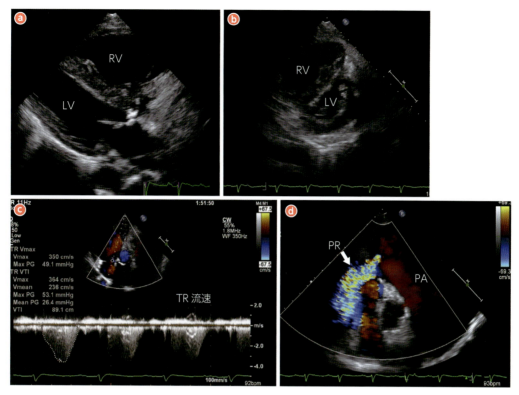

図5 心エコー図
ⓐ 傍胸骨長軸像．右室は拡大しており，右室肥大も認める．
ⓑ 傍胸骨短軸像．心室中隔は右室から圧排され，左室は変形しD shapeを呈している．
ⓒ 三尖弁逆流症（TR）の圧較差は約50 mmHgあり，肺高血圧症を認めた．
ⓓ 肺動脈弁レベル短軸像．肺動脈は著明に拡大しており，肺動脈弁逆流症（PR）を認めた．
LV：左室，PA：肺動脈，RV：右室．

と誤認しそうになる．しかし，心音図でⅠ音から明らかに離れたタイミングで出現していることより，駆出音と診断可能である．

TR雑音

肺高血圧症では右室負荷のために，二次性のTRを合併することが多い．右室収縮期圧の上昇があるため，TRは高圧TRとなり〔本書「三尖弁逆流症」（p110）を参照〕，高調な逆流性収縮期雑音として聴取される．TR雑音もRivero-Carvallo徴候を認め，吸気時に音量が増大することがある．雑音の最強点は胸骨左縁下部に存在する．図8に間質性肺炎に伴う肺高血圧症の患者で聴取された高圧TRの雑音を示す．本例では雑音は高調なピッチで，収縮後期にかけて漸増している．

右心のⅢ音，Ⅳ音

肺高血圧症による右室肥大のため右室のコンプライアンスが低下すると，右心のⅣ音が出現する．右心のⅣ音は吸気時に増強し，胸骨左縁下部で最も明瞭に聴取される（図8）．右心のⅣ音が存在する場合には，頸静脈拍動でa波の増大を認めることが多い．肺高血圧症で右心不全を生じると，右心系のⅢ音が出現する．右心のⅢ音もⅣ音同様，吸気時に増強し，胸骨左縁下部で最強になる．

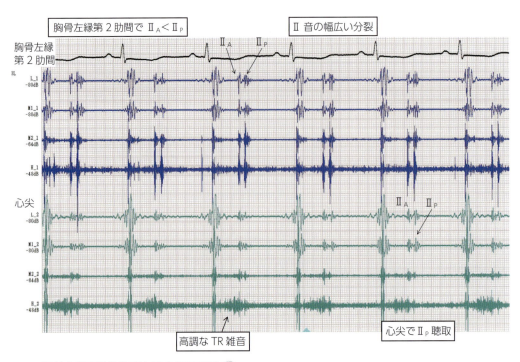

図6 慢性血栓塞栓性肺高血圧症（CTEPH） ▶

ⅡAとⅡPは幅広く分裂している．胸骨左縁第2肋間でⅡA＜ⅡPであり，心尖部でもⅡPが聴取されることから，ⅡPは亢進しており，肺高血圧症が存在する．CTEPHでは，Ⅱ音が幅広く分裂していることが多い．

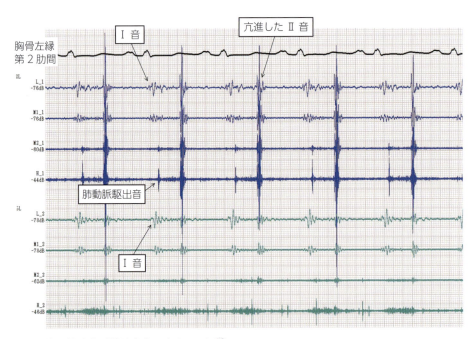

図7 特発性肺動脈性肺高血圧症（IPAH） ▶

Ⅱ音はsnappyで亢進しているが，単一で分裂していないために，ⅡPの亢進であるとは断定できない．胸骨左縁第2肋間で肺動脈駆出音が聴取される．心音図で，Ⅰ音から明らかに離れたタイミングで出現していることから，駆出音と診断可能である．

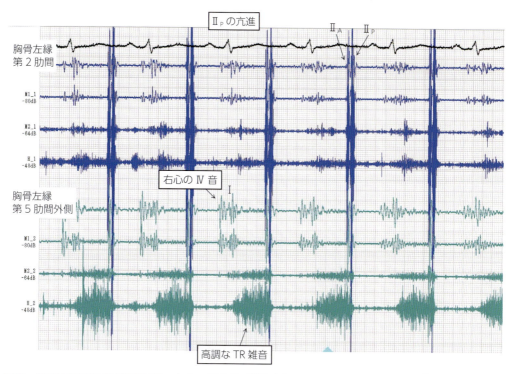

図8 肺高血圧症に伴う高圧TR，右心のⅣ音（間質性肺炎による肺高血圧症の患者）
胸骨左縁第2肋間でⅡ_A＜Ⅱ_Pであり，Ⅱ_Pは亢進している．胸骨左縁第5肋間外側で，高調な逆流性収縮期雑音を聴取し，高圧TR雑音と考えられる．本例では，同部位で右心のⅣ音も明瞭に聴取される．

視診・触診のポイント

頸静脈

肺高血圧症では右房圧が高くなり，頸静脈圧が上昇していることが多い．右室肥大による右室コンプライアンスの低下があると，頸静脈波形でa波増大が認められる．これは吸気時に増強する頸部の陽性の拍動として，視診で目を引く印象的な所見である（図2）．重症のTRの合併があれば，頸静脈は収縮期陽性波を示すようになる．

傍胸骨拍動

本症では，右室負荷に伴い傍胸骨領域で右室拍動が触知される．抬起性の右室拍動を触知する時，右室の収縮期圧は60 mmHg以上あるとされる．長期間肺高血圧症が持続する場合，右室が接する部の胸郭に変形を生じ，左前胸部が持ち上がることがある．胸骨左縁の膨隆は，患者に仰臥位になってもらい足元方向から観察するとわかりやすい．

肺動脈拍動の触知

肺動脈圧上昇により肺動脈が拡大すると，左第2, 3肋間胸骨左縁ないし，その外側で肺動脈拍動を触れるようになる（図3）．肺動脈拍動とともに，亢進したⅡ_Pそのものを衝撃として触知することもある．これは肺動脈拍動の重複切痕（dicrotic notch）の切れ込みの部分を触れている．Ⅱ_Pが触知できる場合，肺動脈の収縮期圧は70 mmHg以上あると考えてよい．

下腿浮腫，肝腫大

肺高血圧の結果，右心不全を生じると，肝

臓は腫大し，下腿に圧痕性浮腫を生じる．

肺高血圧症の原疾患の鑑別

　肺高血圧症はさまざまな要因により生じ，その原疾患により，肺動脈自体に一次的な異常がある肺動脈性肺高血圧症（PAH：第1群），左心性心疾患に伴う肺高血圧症（第2群），肺疾患および/または低酸素血症に伴う肺高血圧症（第3群），CTEPH（第4群），詳細不明な多因子のメカニズムに伴う肺高血圧症（第5群）に分類される[1]．何群の肺高血圧症かにより肺高血圧症自体の治療が異なる場合があるため，単に肺高血圧症と診断するだけでは不十分で，その原疾患が何かまで考える必要がある．最終的には各種の検査が必要となるが，以下に述べる身体所見が，原疾患推定のヒントになることがある．

肺高血圧症の診断に有用な身体所見

・第1群のPAHのなかには，強皮症，SLE，MCTD（混合性結合組織病）などの結合組織病に伴う肺高血圧症が含まれる．強皮症では，Raynaud現象，皮膚硬化，皮膚毛細血管拡張を認めることが多い．SLEでは頬部の蝶形紅斑という特徴的な所見が認められることがある．

・第3群肺高血圧症では基礎の肺疾患が慢性閉塞性肺疾患（COPD）ならビア樽状胸郭，胸鎖乳突筋の肥大，気管の短縮を認め，肺線維症なら肺底部の聴診で捻髪音が聴取されるであろう．

・第4群のCTEPHでは血栓による肺血管の狭窄のため，背部で連続性雑音が聴取されることがある．

文献
1) 循環器病の診断と治療に関するガイドライン．肺高血圧症治療ガイドライン（2017年改訂版）
http://www.j-circ.or.jp/guideline/pdf/JCS2017_fukuda_h.pdf（2019年7月閲覧）

その他

12 症例 12
70代女性．収縮性心膜炎

マークのついている図の動画・心音をご覧いただけます．
http://www.igaku-shoin.co.jp/prd/03235/

症例 70代女性．無職．

- **病歴** 以前から永続性心房細動があり，近医でワルファリンが投与されていた．約1年前から両下腿の浮腫が出現するようになり利尿薬が開始されたが，浮腫は増悪し，胸腹水の出現も認めるようになった．収縮性心膜炎が疑われ，手術目的に入院となった．
- **胸部CT** Scout viewで心膜の石灰化と左房の拡大を認める（図1a）．造影CTでは心膜の石灰化と，左室を圧迫する腫瘤（矢印）を認める（図1b）．
- **心電図** リズムは心房細動であり，四肢誘導の低電位と広範な誘導でのT波陰転化を認める（図1c）．
- **頸静脈** 座位で頸静脈拍動の最高点は耳介の高さにあり，頸静脈圧は著明に上昇している（図2a）．その拍動は急峻なy下降を示すが，これは頸静脈の映し出す影を観察することでよくわかる（図2b）．頸静脈拍動では深いy谷によるdipと，その後のplateauを認める（図2c）．カテーテル検査で平均右房圧は23 mmHgと上昇しており，圧波形は頸静脈拍動と同様のパターンを示す（図2d）．
- **心尖拍動** 心尖部を含む前胸壁の広い範囲が，収縮期に陥凹している（図3a，点線部）．拍動図では心尖は収縮期に陥凹し，拡張期には胸壁に近付くが，心膜ノック音に一致したタイミングで急に運動を停止している（図3b）．
- **聴診** 心尖部で拡張早期に過剰心音が聴取されるが，これは心膜ノック音である．ノック音は，心音図ではⅠ音，Ⅱ音よりも大きく，高調な成分も含んでいる．胸骨左縁第3肋間でも，ノック音は聴取される（図4）．
- **心エコー** 心房が拡大しており，心室は小さい．呼吸に伴う心室中隔の急激な移動septal bounceを認める．左室は腫瘤により，側方から押されている（図5a）．Mモード像でも，中隔のbounceは明瞭である（図5b）．
- **手術** 心膜剝離術を施行．壁側心膜は著明に肥厚，硬化していた（図5c）．臓側心膜も肥厚しており，こちらも切除した．左室後面の腫瘤は，心膜に被包化された血腫であった（図5d）．収縮性心膜炎，慢性拡大性心囊内血腫と最終診断した．

収縮性心膜炎（CP）

聴診のポイント―心膜ノック音

CPを診断するにあたって最も重要な所見である．ただし，本症において心膜ノック音を聴取する率は28～94％と報告されており，CPであっても心膜ノック音が聴取されない場合も多い[1]．心膜石灰化を伴う結核性CPでは心膜ノック音は高率に聴かれるが，心臓手術後のCPで聴かれる率は低いという印象がある．心膜ノック音は，硬い心膜により心室の拡張早期充満が急激に停止するために生じる[2]．

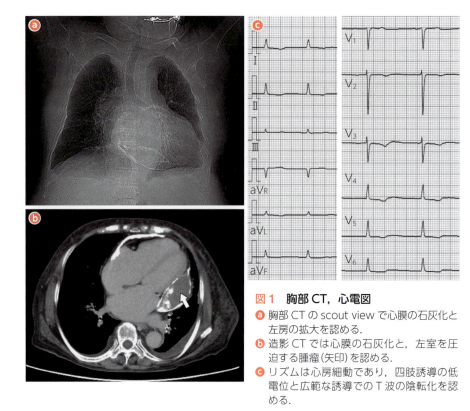

図1　胸部CT，心電図
ⓐ 胸部CTのscout viewで心膜の石灰化と左房の拡大を認める．
ⓑ 造影CTでは心膜の石灰化と，左室を圧迫する腫瘤（矢印）を認める．
ⓒ リズムは心房細動であり，四肢誘導の低電位と広範な誘導でのT波の陰転化を認める．

発生機序はⅢ音と同様である．両者の違いとして，心膜ノック音はⅢ音よりもより早期のタイミングで聴取され，Ⅲ音より大きく，かつ高調である．また，ノック音は前胸部の広い範囲にわたって聴取されるが，Ⅲ音は心尖部に限局して聴取されることも両者の鑑別ポイントとなる．

視診・触診のポイント

頸静脈

頸静脈の視診は，本疾患の診断上，きわめて重要である．CPの特徴は，頸静脈圧の上昇と深いy谷の存在である．CPでは，拡張早期に右室へ血液が急速流入することによって，高い静脈圧が急激に低下し，急峻なy下降が出現する．視診では，拡大した頸静脈が拡張期に急激に虚脱するのが観察され，これをFriedreich徴候と呼ぶ．急下降後には，心膜のしめつけによる拡張制限のため右室圧が急上昇し，深いy谷が形成される（dipの部分）．右室圧が高くなるため，それ以降は右室に血液が流入しなくなり，右室拡張期圧はplateauとなる（dip and plateauパターン，図2c）．

CPでは，x谷が深い場合と，深くない場合がある．活動期のCPではx谷が深く，慢性期ではx谷が浅いことが多いとされている[3]．また，心房細動があるとx谷は浅くなる．深いx谷を有する場合，深いy谷と併せ，頸静脈が1心周期に2回急峻な上下動を生じるため，ピコピコという素早い拍動として観察され，印象的である．この特徴的な所見があれば，頸静脈の視診のみでCPと診断可能である．そのような例を図6に示す．深いx谷，y谷は，内頸静脈よりも外頸静脈において，観察されやすい．

正常では吸気時に頸静脈圧は低下する．CPでは吸気に伴い増加する静脈還流を右室拡張

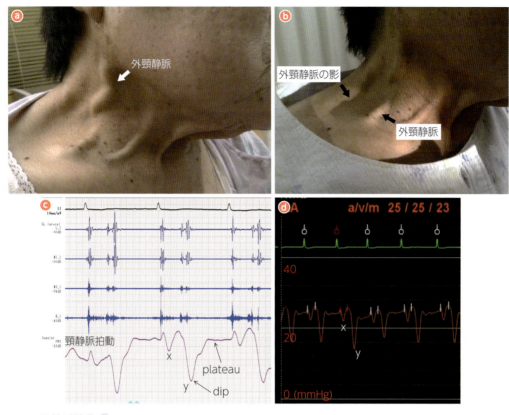

図2　頸静脈拍動
ⓐ 座位で頸静脈拍動の最高点は耳介の高さにあり，頸静脈圧は著明に上昇している．
ⓑ 頸静脈拍動は急峻な y 下降を示すが，これは頸静脈の映し出す影を観察することでよくわかる．
ⓒ 頸静脈拍動では深い y 谷による dip と，その後の plateau を認める（dip and plateau パターン）．
ⓓ 平均右房圧は 23 mmHg と上昇しており，圧波形は頸静脈拍動と同様のパターンを示す．

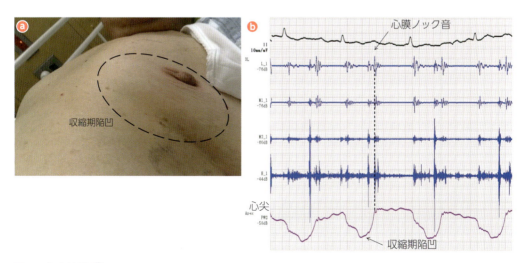

図3　心尖拍動
ⓐ 心尖部を含む前胸壁の広い範囲（点線部）が，収縮期に陥凹している．
ⓑ 拍動図では心尖は収縮期に陥凹し，拡張期には胸壁に近付くが，心膜ノック音に一致したタイミングで急に運動を停止している．

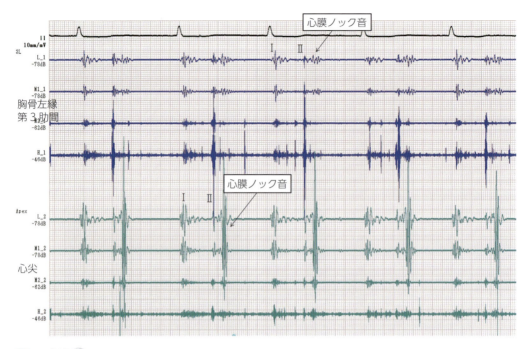

図4 心音 ▶

心尖部で拡張早期に過剰心音が聴取されるが，これは心膜ノック音である．ノック音は，心音図ではⅠ音，Ⅱ音よりも大きく，高調な成分も含んでいる．胸骨左縁第3肋間でも，ノック音は聴取される．

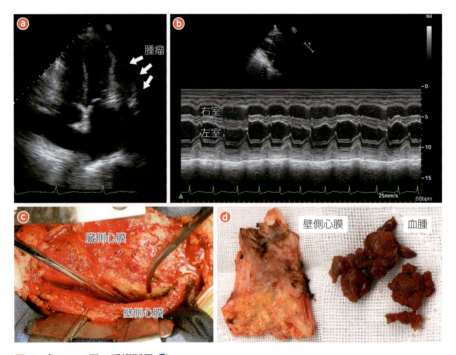

図5 心エコー図，手術所見 ▶

ⓐ 心尖部四腔像：心房が拡大しており，心室は小さい．呼吸に伴う心室中隔の急激な移動 septal bounce を認める．左室は腫瘤により，側方から押されている．
ⓑ 傍胸骨長軸Mモード像：中隔の bounce は明瞭である．
ⓒ 壁側心膜は著明に肥厚，硬化している．臓側心膜も肥厚しており，こちらも切除した．
ⓓ 摘出された壁側心膜．左室後面の腫瘤は，心膜により被包化された血腫であった．

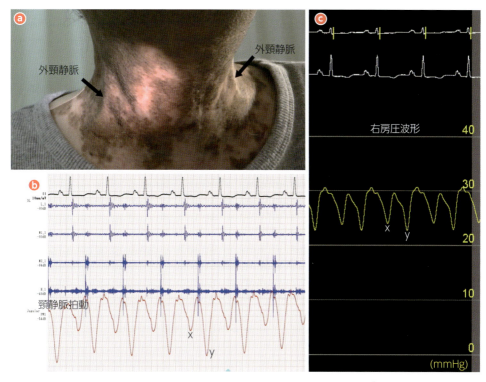

図6 視診による収縮性心膜炎(CP)の診断(深い x 谷, y 谷を有する例)
拡大した外頸静脈が, 1心周期に2回急峻な上下動をしている(ⓐ). この特徴的な所見があれば, 頸静脈の視診のみで CP と診断可能である.
頸静脈拍動図(ⓑ), 右房圧波形(ⓒ)とも, 深い x 谷, y 谷を示す.

制限のため収容しきれず, 正常とは逆に吸気時に頸静脈圧が上昇する. これを Kussmaul 徴候と呼び, CP の約50%に認めると報告されている[1](図7). 本徴候は, 重症右心不全, 肺塞栓症, 右室梗塞などの右心系への静脈還流が障害される他の疾患でも認められる.

肝腫大

右房圧上昇に伴い肝腫大が生じる. 重症では腹水が出現する. 肝臓においても, 頸静脈拍動の x 谷, y 谷と同様の鋭い上下動を触知できることがある.

心尖拍動

本症に特異的な所見として, 心尖拍動の収縮期陥凹が挙げられる. 全例で認められるわけではなく, CP 患者の一部で出現する. 正常では, 心尖拍動は収縮期に胸壁に向かう. これに対し, CP では収縮期に内方に陥凹し, 拡張期に胸壁に近付くという, 正常とは逆の動きを示すことがある.

本所見を見つけるためには, 収縮期と拡張期の時相を間違わないように, 脈をとりながら心尖拍動を観察する必要がある. 時には, 心尖部のみならず胸骨左縁を含めた前胸壁の広い範囲が, 収縮期に陥凹することがあり, この場合は視診でも容易に認識が可能となる(図3).

心タンポナーデ

心タンポナーデとは, 心膜腔に液体が貯留し心膜腔内圧が上昇することにより, 心臓の充満障害をきたし, 血行動態に影響が及ぶよ

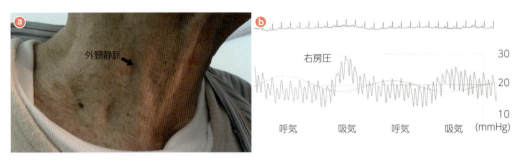

図7　Kussmaul 徴候
ⓐ CP では吸気時に頸静脈圧が上昇する，Kussmaul 徴候が出現する．吸気時に外頸静脈の拍動の上端が高くなることに注目．
ⓑ カテーテル検査時の右房圧波形でも，Kussmaul 徴候が認められる．

うになった状態を指す．心タンポナーデの身体所見で大事なのは，頸静脈圧上昇，奇脈，頻脈である．

頸静脈

心タンポナーデでは，頸静脈の圧が上昇し，y 谷が浅くなる．心タンポナーデ診断における頸静脈圧上昇の感度は 100％ とされ，頸静脈圧が正常なら臨床的に心タンポナーデの存在は否定される[1]．本症で y 谷が浅くなる理由は，右室の圧が最も低くなり心膜腔から最も強く圧排される時相が拡張早期，つまりは y 谷が生じるタイミングだからである．頸静脈圧が上昇すれば，一般に y 谷は深くなる傾向があるが，本症では頸静脈圧が高いのに y 谷が浅くなるという特徴がある．ただし，視診での y 谷の消失をもって心タンポナーデと診断するのは困難である．これは心タンポナーデでは頻脈になることが多く，頻脈があるだけでも y 谷は消失してしまうからである．

奇脈

正常では吸気時に収縮期血圧は低下するが，下がっても 6 mmHg までであり，10 mmHg 以上低下する場合を奇脈という．奇脈は英語で paradoxical pulse と言われるが，正常とは逆の反応ではなく，生理的反応

が過剰になっただけである．心タンポナーデの診断における奇脈の感度は 98％ と報告されており[1]，奇脈がなければ心タンポナーデの存在確率はかなり低くなる．血圧低下が 20 mmHg を超える著しい奇脈の時は触診でもわかることがあるが，一般には血圧計を用いて奇脈の有無を判定する必要がある．

図8 に奇脈測定の実際を示す．

1) カフ圧を収縮期血圧以上に上げ，そこからゆっくり圧を下げていく．
2) Korotkoff 音が聴取され始めた時の収縮期血圧 A を記録する．この血圧レベルでは吸気時には Korotkoff 音は消失し，呼気時にのみ聴こえる．
3) カフ圧を徐々に下げていき，吸気時でも Korotkoff 音が消失しなくなり，呼気，吸気の両方で聴こえ始めた時の収縮期血圧 B を記録する．ここで「A−B」が 10 mmHg 以上あれば，奇脈ありと判定する．

注意すべき点として，深呼吸でなく普通の呼吸をさせながら測定をしなくてはならない．音を聴きながら，ゆっくり圧を下げる必要があるため，自動血圧計では奇脈の測定はできない．また心房細動では心拍ごとに血圧が変動するため，奇脈の判定は不可能となる．奇脈については，Stanford 大学からわかりやすい動画が Web で公開されているので，そちらも参照してほしい[4]．

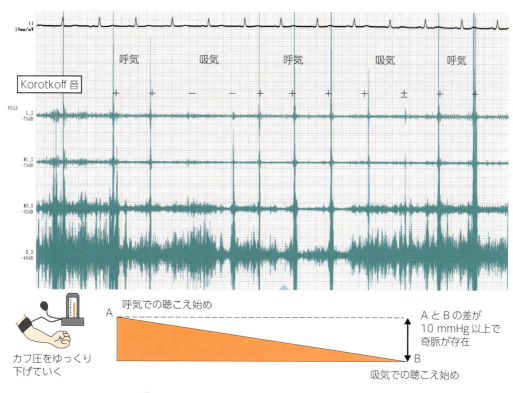

図8　奇脈の測定のしかた ▶

カフ圧を収縮期血圧以上に上げ，圧をゆっくり下げていく．Korotkoff 音が聴取され始めた時の収縮期血圧 A を記録する．この段階では吸気時には Korotkoff 音は消失し，呼気時にのみ聴こえる．圧を徐々に下げていき，吸気時でも Korotkoff 音が聴こえ始めた時の収縮期血圧 B を記録する．A−B が 10 mmHg 以上あれば，奇脈ありと判定する．

収縮性心膜炎（CP）と心タンポナーデの違い

CP と心タンポナーデは，どちらも心臓の拡張障害により，頸静脈圧が上昇するという共通点をもつ．このため両者の身体所見はしばしば混同されるが，以下の違いが存在する．

- CP は深い y 谷が特徴であるが，心タンポナーデでは y 谷が欠如する．
- Kussmaul 徴候が認められるのは CP であり，心タンポナーデでは本徴候は出現しない．
- 奇脈は心タンポナーデの特徴である．CP でも 10〜20 mmHg 程度の奇脈は認められることがあるが，20 mmHg を超える高度の奇脈は心タンポナーデでしか認められない．

文献
1) McGee S：Evidence-based physical diagnosis, 3rd ed, pp400-404, Saunders, 2012
2) 吉川純一：循環器フィジカル・イグザミネーションの実際，pp220-225，文光堂，2005
3) 大木崇（監），福田信夫：心疾患の視診・触診・聴診—心エコー・ドプラ所見との対比による新しい考え方，pp156-159，医学書院，2002
4) Stanford Medicine 25
https://www.youtube.com/watch?v=jTsjCZ9QxW8
（2019 年 7 月閲覧）

索引

欧文

数字

Ⅰ音　34
　——の減弱　36
　——の亢進　35, 117
　——の三尖弁成分（I_T）　34, 141
　——の僧帽弁成分（I_M）　34
II_A
　——の減弱　45, 90
　——の亢進　45
II_P
　——の減弱　47
　——の亢進　47, 138, 160
Ⅱ音　41
　——の奇異性分裂　44, 90
　——の呼吸性分裂　42
　——の固定性分裂　42, 138
　——の肺動脈成分（II_P）　54
　——の分裂　101, 154
Ⅲ音　49, 99, 131, 149
　——の触知　101
Ⅲ音ギャロップ　60
Ⅳ音　57, 92, 101, 127
Ⅳ音ギャロップ　60, 131

A

aortic valve sclerosis　93
Austin Flint 雑音　105, 109
a 波の増大　9, 93

B

blowing murmur　65, 75
Brockenbrough 現象　129

C

cannon sound　155
cannon wave　154

Carey Coombs 雑音　99
click and late systolic murmur　100
Corrigan 脈　12

D

De Musset 徴候　108
degenerative MS　120
dove coo murmur　108
Duroziez 徴候　108

E

early diastolic murmur　72
Ebstein 奇形　36
Eisenmenger 症候群　144, 150
ejection systolic murmur　66

F・G

frog sign　158
Gallavardin 現象　93
Graham Steell 雑音　74, 109, 162

H

harsh systolic murmur　65
high-pressure TR　112
Hill 徴候　107

K・L

Kussmaul 徴候　8, 172
large シャントの動脈管開存症　149
low-pressure TR　114

M

Marfan 症候群　29
mid diastolic murmur　75
MS メロディー　120
MS ランブル　109

O・P

opening snap（OS）　54, 119
presystolic murmur　76

Q
quadruple rhythm　61
Quincke 徴候　108

R
rapid filling wave　19
regurgitant systolic murmur　68
right-sided AR　106
Rivero-Carvallo 徴候　114
rumbling murmur　65

S
small VSD　143
small シャントの動脈管開存症　150
summation gallop　61, 135

T
to and fro murmur　72, 86
tumor plop sound　55

V・W
Valsalva 洞動脈瘤　81
Valsalva 負荷　128
v 波　7
Wenckebach 型第二度房室ブロック　37

X・Y
x 下降　7
y 下降　7

和文

あ・い
アキレス腱肥厚　32
医原性動静脈瘻　83

う・お
右室圧負荷　23
右室拡大　23
右室拍動　23
右室肥大　23
右室容量負荷　23
右心系
　── のⅢ音　53, 163
　── のⅣ音　59, 163
往復雑音　72, 86

か
下肢うっ滞性皮膚炎　31
下肢の仮性肥大　32
下腿浮腫　31, 116, 137, 165
外頸静脈　6
拡張型心筋症　17, 58, 131
拡張期雑音　72
拡張早期雑音　72
拡張中期雑音　75
拡張中期ランブル　114, 119, 127, 140, 149
肝腫大　137, 165, 171
肝臓疾患　116
肝拍動　29, 115
完全右脚ブロック　42
完全左脚ブロック　44
完全房室ブロック　153
冠動脈左室瘻　109
冠動脈瘻　83
感染性心内膜炎　30
灌水様雑音　65

き
ギャロップ（奔馬調）　60
奇脈　172
期外収縮　153
器質的肺動脈弁逆流症　74
機能性僧帽弁逆流　99
逆流性拡張期雑音　103
逆流性収縮期雑音（全収縮期雑音）
　　　　　　　　68, 95, 112, 143
急性心筋梗塞　59
急速流入波　19
虚血性僧帽弁逆流　99
狭心症　59
局所性動脈狭窄　84

く
駆出音　37
駆出性収縮期雑音　66, 88, 124

け
頸静脈　6, 129, 136, 141, 165, 168, 172
頸静脈圧　6
頸静脈波形　6
頸動脈　11, 127, 149
頸動脈 bruit　12

こ

コレステロール塞栓症　31
交互脈　15, 136
高圧三尖弁逆流　112
高血圧　45
高血圧症　58
膠原病性肺高血圧症　31

さ

左室拡大　17
左室中部狭窄　129
左室肥大　17, 18
左房粘液腫　122
左房拍動　24
三尖弁開放音　141
三尖弁逆流雑音　135, 141, 163
三尖弁逆流症　9, 102, 110
三尖弁流入雑音　114

し

四部調律　61
収縮期横断性雑音　84
収縮期雑音　66
収縮期陽性波　8, 115
収縮性心膜炎　10, 19, 167
重合奔馬調　61
徐脈性不整脈　152
小脈　12, 92
上行大動脈瘤　39
心室中隔欠損症　102, 143
心室頻拍　158
心尖拍動　16, 121, 127, 137, 142, 149, 171
　―― の外側偏位　17, 101, 108
　―― の収縮期陥凹　19
心尖部拡張中期ランブル　105
心タンポナーデ　171
心内膜摩擦音　116
心不全　51
心房細動　157
心房収縮波（A 波）　18
心房粗動　157
心房中隔欠損症　42, 122, 138
心膜ノック音　55, 167
深部静脈血栓症　32

せ

生理的Ⅲ音　52
前収縮期雑音　76, 120

そ

相対的大動脈弁狭窄雑音　105
相対的房室弁狭窄　76
僧帽弁逸脱　98
僧帽弁開放音　54, 119
僧帽弁逆流雑音　135, 141
僧帽弁逆流症　19, 20, 24, 53, 65, 95
僧帽弁狭窄症　35, 65, 75, 117
僧帽弁様顔貌　121
僧帽弁輪石灰化　120
速脈　14, 107

た

ダイヤモンド型の重症僧帽弁逆流雑音　99
大砲音　155
抬起性心尖拍動　17, 93
大動脈駆出音　39, 92
大動脈縮窄　84
大動脈二尖弁　39, 75
大動脈弁逸脱　108
大動脈弁逆流雑音　143
大動脈弁逆流症　45, 72, 103
大動脈弁狭窄症　13, 58, 65, 88, 101, 130
大動脈弁硬化　39, 93
大脈　14, 107
第一度房室ブロック　38

ち

遅脈　12, 92
陳旧性心筋梗塞　58

て

低圧三尖弁逆流　114
低血圧　45

と

洞不全症候群　153
動脈管開存症　81, 145
動脈硬化　14, 39
特発性肺動脈性肺高血圧症　164

な・に

内頸静脈　6
二峰性心尖拍動　18, 93
二峰性脈　14

は

ばち指　29

肺高血圧症　26, 47, 60, 159
肺動脈拡大　39
肺動脈狭窄　84
肺動脈駆出音　39, 162
肺動脈性駆出性収縮期雑音　139, 162
肺動脈性肺高血圧症　25
肺動脈拍動　26, 165
　──の触知　150
肺動脈弁逆流症　74
肺動脈弁狭窄　39
肺のラ音　137

ひ

ピストル射撃音　108
肥大型心筋症　18, 58, 124
非閉塞性肥大型心筋症　129
頻脈性不整脈　157

ふ

不整脈　68, 152

腹部大動脈瘤　28

へ・ほ

閉塞性肥大型心筋症　94, 124
房室結節リエントリー性頻拍　158
房室ブロック　36
傍胸骨拍動　101, 122, 137, 141, 150, 165
発作性上室性頻拍　157

ま・み

慢性血栓塞栓性肺高血圧症　164
耳たぶウィンク徴候　115

り・れ

リウマチ性僧帽弁逆流　99
両室拡大　27
連続性雑音　80, 146

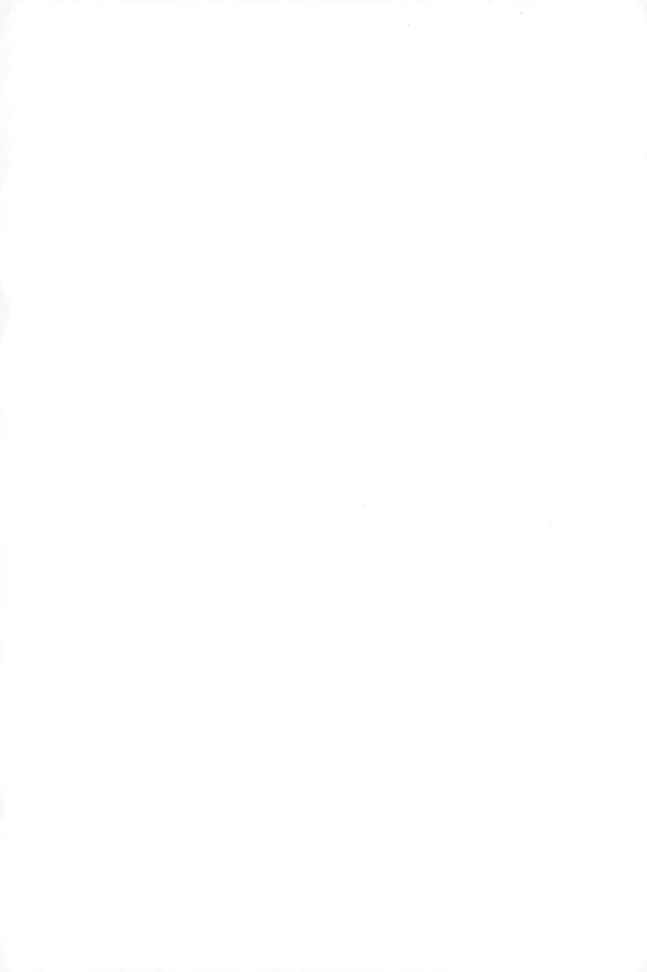